ZUR GESCHICHTE DER AUGENHEILKUNDE
IN WIEN
OPHTHALMOLOGY IN VIENNA

Helmut Wyklicky

ZUR GESCHICHTE DER AUGENHEILKUNDE IN WIEN
OPHTHALMOLOGY IN VIENNA

100 Jahre II. Universitäts-Augenklinik

Eine Bilddokumentation
An Illustrated Documentation

Vorwort von Hans Slezak

Mit 99 Abbildungen, davon 10 in Farbe
with 99 illustrations, 10 in colour

Professor Donald Gass
with best regards

Yours sincerely

Hans Slezak

Verlag Christian Brandstätter · Wien

Von diesem Werk wurde im Mai 1984 eine Auflage von 600 Exemplaren hergestellt.

Die Bildauswahl und die graphische Gestaltung stammen von Christian Brandstätter.
Die lektoratsmäßige Betreuung erfolgte durch Christine Wessely, die technische Betreuung durch Franz Hanns.
Die Übersetzung ins Englische besorgte Manfred Skopec.

Der Haupttext von Helmut Wyklicky basiert auf einem Vortrag für die Gesellschaft der Ärzte in Wien vom 25. November 1983, der Einführungstext zum Bildteil auf einer Rede zur Ausstellungseröffnung anläßlich des hundertjährigen Bestehens der II. Universitäts-Augenklinik in Wien am 26. November 1983 im Institut für Geschichte der Medizin. Der Bildteil richtet sich im wesentlichen nach den Exponaten der erwähnten Ausstellung.

Alle Bildunterlagen stammen aus dem Institut für Geschichte der Medizin der Universität Wien, sofern nicht im Bildtext anders vermerkt.

Dieses Buch wurde beim Wiener Verlag in Himberg gedruckt und gebunden. Die Reproduktion der Abbildungen erfolgte bei Beissner & Co. in Wien, gesetzt wurde in der Garamond, 10 auf 10 Punkt, in der RSB Fotosatz Gesellschaft m. b. H. in Wien.

ISBN 3-85447-088-6

Christian Brandstätter Verlag & Edition Gesellschaft m. b. H. & Co KG, A-1080 Wien, Wickenburggasse 26, Telephon (0222) 48 38 14-15

INHALT / TABLE OF CONTENTS

Hans Slezak

VORWORT
FOREWORD

Hundert Jahre sind seit der Gründung der II. Universitäts-Augenklinik in Wien vergangen, hundert Jahre, in denen die Augenheilkunde weltweit einen bemerkenswerten Aufschwung nahm, und Ophthalmologen, die an dieser Klinik wirkten oder aus ihr hervorgingen, Wesentliches zum Fortschritt unserer Wissenschaft beitrugen. Die Ärzteschaft der Klinik ist mit Recht auf ihre geistigen Vorfahren stolz; sie weiß um die ehrenvolle Tradition ihrer Arbeitsstätte und empfindet sie als Ansporn und Verpflichtung für die Zukunft. Es war für meine Mitarbeiter und mich reizvoll, uns vom Medizinhistoriker der Wiener Universität, Herrn Professor Wyklicky, zum Ursprung unserer Klinik zurückführen zu lassen und einen Streifzug durch „unsere“ Vergangenheit zu unternehmen; so entstand dieser Gedächtnisband aus Anlaß des hundertjährigen Bestehens der II. Universitäts-Augenklinik in Wien. Wir hegen die Hoffnung, daß er bei unseren Kollegen, Freunden und Gönnern in aller Welt eine freundliche Aufnahme findet und wünschen ihm eine weite Verbreitung.

One hundred years have passed since the founding of the Second University Clinic of Ophthalmology in Vienna – a hundred years in which ophthalmology has made remarkable progress worldwide and in which ophthalmologists working in or from this clinic have made essential contributions to our science. The staff of physicians of this clinic is duly proud of its intellectual forebears; they are fully aware of the honorable tradition of this locality and perceive this as an incentive and an obligation for their own future performance.

It was fascinating for my colleagues and me to be led back to the origins of our clinic by the historian of medicine at the University of Vienna, Prof. Dr. Helmut Wyklicky, and to undertake an excursion into our own past. This publication commemorating the one-hundredth anniversary of the Second University Clinic of Ophthalmology in Vienna has resulted from this fascination with the past, in hopes that it will be well received by our colleagues, friends, and patrons throughout the world.

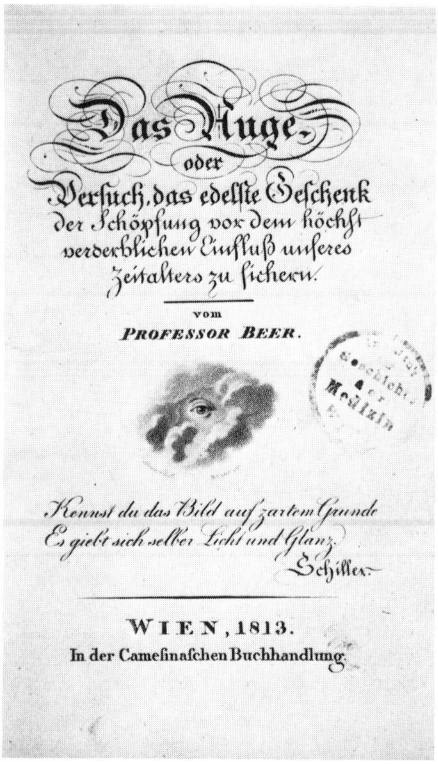

Das Auge,

oder

Versuch, das edelste Geschenk der Schöpfung vor dem höchst verderblichen Einfluß unseres Zeitalters zu sichern.

vom

PROFESSOR BEER.

Kennst du das Bild auf zartem Grunde
Es giebt sich selber Licht und Glanz.

Schiller.

WIEN, 1813.

In der Camesinaschen Buchhandlung.

Georg Joseph Beer (1763–1821), der erste Vorstand der ersten Universitäts-Augenklinik der Welt (Wien 1812) und Großvater von Eduard Jaeger (1818–1884), dem ersten Vorstand der II. Universitäts-Augenklinik in Wien (1883), veröffentlichte 1813 dieses populär geschriebene Werk, um damit die Hygiene des Auges im Volke zu fördern.

Georg Joseph Beer (1763–1821), the first chairman of the world's first University Clinic of Ophthalmology (Vienna, 1812) and grandfather of Eduard Jaeger (1818–1884), the first chairman of the Second University Clinic of Ophthalmology in Vienna (1883). Beer addressed the public with this work published in 1813 in order to promote eye hygiene among the people.

Helmut Wyklicky

ÜBER EDUARD JAEGER UND DIE ERRICHTUNG DER II. UNIVERSITÄTS-AUGENKLINIK IN WIEN

ON EDUARD JAEGER AND THE FOUNDING OF THE SECOND UNIVERSITY CLINIC OF OPHTHALMOLOGY IN VIENNA

Eduard Jaeger von Jaxtthal (1818–1884), der Ende Juni 1883 seinen 65. Geburtstag gefeiert hatte, wurde, nachdem er 26 Jahre lang als Extraordinarius für Augenheilkunde dem Lehrkörper der Universität Wien angehört und 25 Jahre als Primarius im Wiener Allgemeinen Krankenhaus gewirkt hatte,[1] zum Vorstand jener Klinik ernannt, die am 1. Oktober 1883 hier als II. Universitäts-Augenklinik eröffnet worden ist.[2] Für diese Stadt und zu dieser Zeit war die Gründung einer neuen Klinik nichts Ungewöhnliches, ja nicht einmal die Gründung einer Parallelklinik. Befand man sich doch einerseits im Zustand der Separierung verschiedener Spezialfächer und sah man sich andererseits mit einer stets wachsenden Zahl von Studierenden konfrontiert. Ungewöhnlich war freilich das fortgeschrittene Alter des eben berufenen Klinikvorstandes. Alles zusammen aber war für die Familie Jaegers nichts Neues. Auch sein Großvater, Georg Joseph Beer (1763–1821), hatte im Jahre 1812 eine Augenklinik zugleich mit ihrer Gründung übernommen – es war bekanntlich die erste der Welt – und ist erst 55jährig, ein Jahr vor seinem Schlaganfall, der ihn zur Resignation zwang, und drei Jahre vor seinem Tode Ordinarius geworden.[3]
Eduard Jaegers Vater Friedrich Jaeger von Jaxtthal (1784–1871) wieder wurde noch 65jährig im Jahre 1849 für eine Berufung an die Wiener Universität vorgeschlagen. Denn als 1848 wegen der zweiten Schließung der medizinisch-chirurgischen Josephsakademie seine Lehrkanzel für Ophthalmologie an der neben der Universität bestehenden militärärztlichen Akademie verloren ging, wurde er ein Jahr später für eine nun an der Universität zu gründende zweite Augenklinik in Aussicht genommen. Es geht nämlich – und das wurde bisher kaum beachtet – aus den Akten des Verwaltungsarchives[4] hervor, daß bereits damals, also 34 Jahre bevor die heute jubilierende Klinik systemisiert wurde, ein vom Innenministerium befürworteter entsprechender Vorschlag dem Kultusministerium unterbreitet wurde. Von diesem Ministerium freilich wurde beschieden, daß eine Parallelklinik, wie sie etwa seit 1841 die Chirurgie und seit 1849 die innere Medizin in Wien besaß, für die Augenheilkunde nicht erforderlich wäre. Daneben wurden auch die Kosten sehr hoch veranschlagt und so kam es, daß im diesbezüglichen Aktenstück, von Leo Thun abgezeichnet, zu lesen ist: „Daß die Schwierigkeiten, welche mit der Errichtung einer zweiten Augenklinik verbunden sind . . . mich bei dem ohnehin nicht vorhandenen Bedürfnisse einer zweiten Augenklinik bestimmt haben, die Berufung des Professors Friedrich Jaeger an die Universität und die Errichtung jener Klinik auf sich beruhen zu lassen." Zwischen dem Worte „Klinik" und „auf sich beruhen zu lassen" wurde später das Wort „vorderhand" eingefügt. Dieses Wort „vorderhand" aber bedeutete hier 34 Jahre Wartezeit. Auch als die medizinisch-chirurgische Josephsakademie zum dritten und letzten Mal geschlossen worden ist, wurde Karl von Stellwag-Carion (1823–1904), der Nachfolger Jaegers im Lehramt, zwar an die Universität überstellt,[5] bekam auch einen Arbeitsbereich

Eduard Jaeger von Jaxtthal, who had celebrated his sixty-fifth birthday in June, 1883, and who had been *Primarius* in the Vienna General Hospital for twenty-five years[1] and a member of the faculty of the University of Vienna (Associate Professor for Ophthalmology for twenty-six years) was named chairman of the new Second University Clinic of Ophthalmology which was opened on October 1, 1883.[2] For this city and this era the establishment of a new clinic – or even a parallel clinic, as in this case – was nothing unusual. After all, it was a time of separation of the special medical disciplines as well as of rising numbers of medical students. The advanced age of the newly named chairman was perhaps unusual, but all in all nothing new for the Jaeger family. Eduard's grandfather Georg Joseph Beer (1763–1821) had become chairman of an ophthalmological clinic at its founding in 1812 – as we know, the world's first ophthalmological clinic – and was not made *Ordinarius* until the age of fifty-five, one year before a stroke which forced him to resign, and three years before his death.[3]
Eduard Jaeger's father Friedrich Jaeger von Jaxtthal (1784–1871) was suggested again in 1849 at the age of sixty-five for a position at the University of Vienna. In 1848 his chair for ophthalmology had been lost with the second closing of the Medico-Surgical Joseph's Academy (which was an academy for military surgeons in existence in addition to the University), and a year later he was being considered for a second ophthalmological clinic to be established at the University. It can be discovered in the files of the administration archives[4] – a fact which till now has been largely overlooked – that already at that time, thirty-four years before the clinic whose anniversary we are now celebrating had been systemized, such a suggestion approved by the Ministry of the Interior had been submitted to the Ministry of Education. Of course this Ministry made it known that a parallel clinic, as had been the case in Vienna with surgery since 1841 and with internal medicine since 1849, was not at all necessary for ophthalmology. The cost estimates were very high, so one can read in the corresponding document, signed by Leo Thun: ". . . That the difficulties in connection with a second ophthalmological clinic and the lack of funds have convinced me to drop the matter of calling Prof. Fr. Jaeger to the University and establishing this clinic." In connection with the word "drop", a qualifiying "for the present" was later added; as we now know this meant a wait of thirty-four years. Even when the Medico-Surgical Joseph's Academy was closed for the third and last time in 1874, Karl von Stellwag-Carion (1823–1904), the successor to Jaeger's chair, was transferred to the University[5] and assumed duties at the Vienna General Hospital, but once again no systemized clinic was established.[6] Not until 1884 did he become Arlt's successor. Ten years after the closing of the Josephinum and thirty-four years following the concrete proposals of 1849 new impetus was given to the hopes of establishing a second ophthalmological clinic. In May 1883 discussions began in the College of

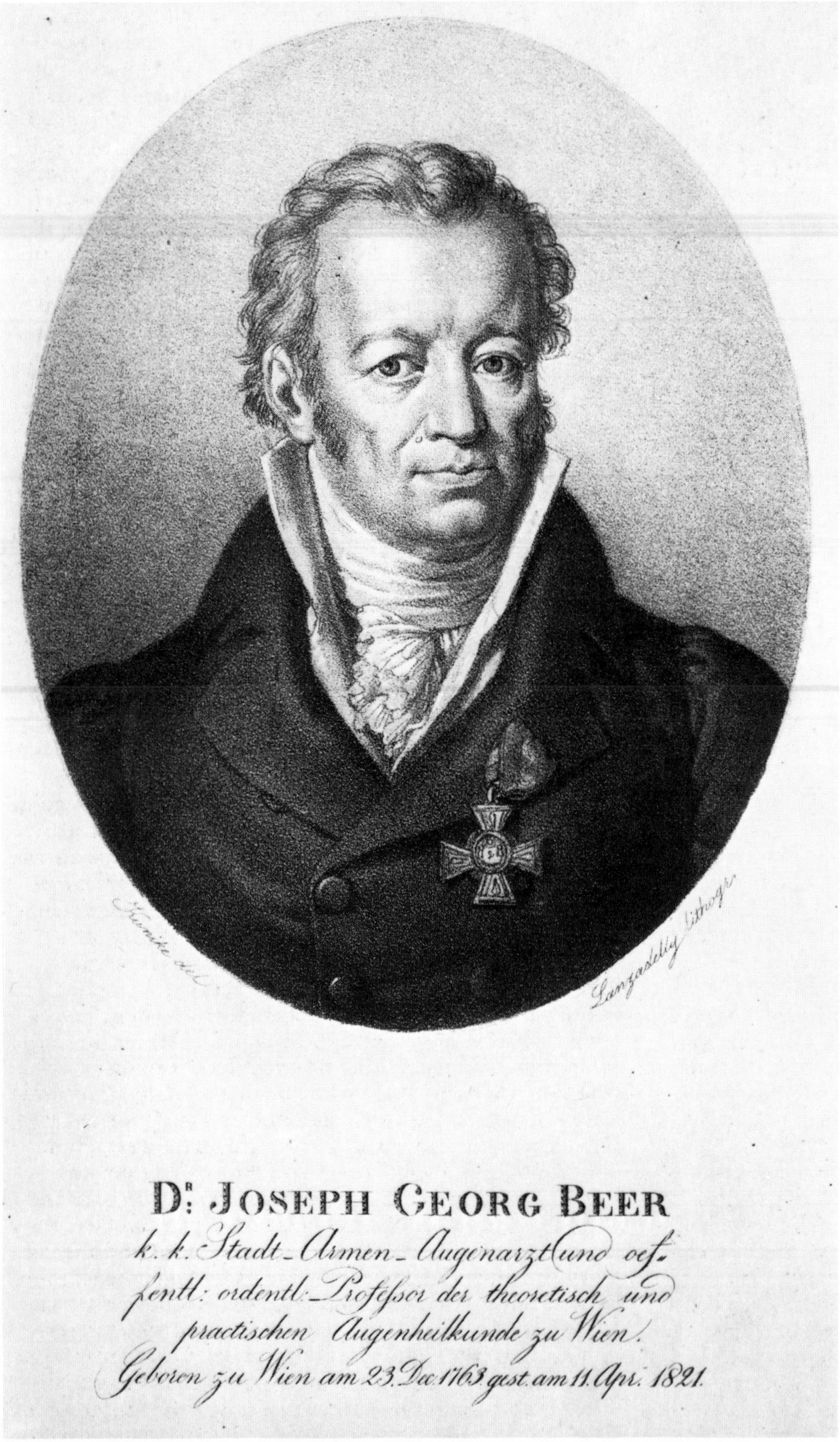

Georg Joseph Beer (1763–1821), Begründer der I. Universitäts-Augenklinik in Wien (1812).

Georg Joseph Beer (1763–1821), founder of the First University Clinic of Ophthalmology in Vienna (1812).

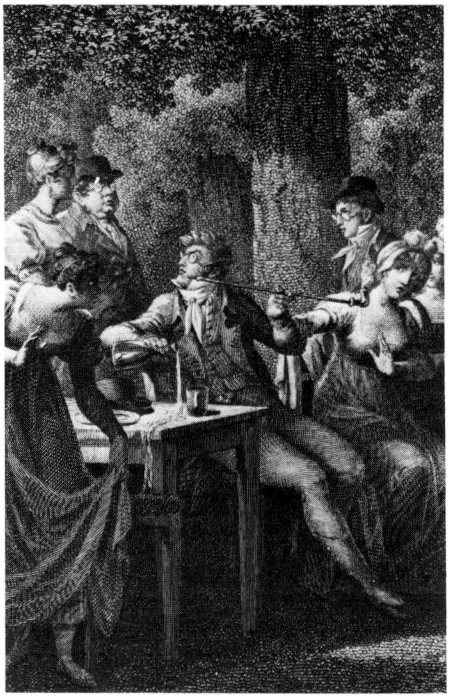

Titelkupfer zu G. J. Beers Werk „Das Auge . . .", Wien 1813. Darstellungen von jungen Leuten, die ohne Notwendigkeit Brillen (sogenannte Conservationsbrillen) tragen und außerdem rauchen, was nach Ansicht des Verfassers den Augen „wegen des Säfteentzuges" schaden könnte.

Copper engraving for the title page of Beer's work "Das Auge . . .", Vienna, 1813. Illustration of young people who are wearing glasses without needing them (so-called conservation-glasses). They are also smoking, which according to the author could harm the eyes "through withdrawal of fluids".

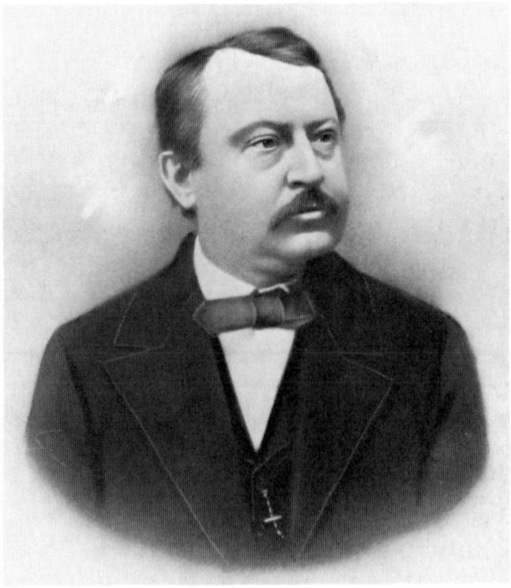

Rechts: Carl von Stellwag-Carion (1823–1904), Leiter der Augenklinik an der medizinisch-chirurgischen Josephs-Akademie von 1855 bis 1873. Vorstand der I. Universitäts-Augenklinik in Wien von 1884 bis 1894. Er war der Verfasser des Referates anläßlich der Gründung und Erstbesetzung der II. Universitäts-Augenklinik in Wien.

Carl von Stellwag-Carion (1823–1904). Head of the ophthalmological clinic at the Medico-Surgical Joseph's Academy from 1855 to 1873. Chairman of the First University Clinic of Ophthalmology in Vienna from 1884 to 1894. He wrote the report on the occasion of the establishment of the Second University Clinic of Ophthalmology in Vienna.

im Wiener Allgemeinen Krankenhaus, aber 1874 wieder keine systemisierte Klinik.[6] Erst 1884 wurde er Nachfolger ARLTS. Zehn Jahre nach der Auflassung des Josephinums und 34 Jahre nach der Anregung von 1849 aber kam es zu einem neuen, diesmal tauglichen Anstoß, eine zweite Augenklinik ins Leben zu rufen. Im Mai des Jahres 1883 fanden im Wiener Professorenkollegium die Beratungen statt, die notwendig waren, erstens um die Unabweisbarkeit der Systemisierung einer zweiten Universitäts-Augenklinik nachzuweisen und schriftlich darzulegen, zweitens einen für diese inaugurierte Klinik geeigneten Vorstand zu ermitteln. Das Komitee bestand ursprünglich, wie aus den Akten des Universitätsarchivs[7] hervorgeht, aus dem Physiologen Ernst Wilhelm von BRÜCKE (1819–1892), dem Chirurgen Eduard ALBERT (1841–1900), dem Internisten Hermann NOTHNAGEL (1841–1905) und den beiden Ophthalmologen Karl von STELLWAG-CARION und Ferdinand VON ARLT (1812–1887), der eben im Februar dieses Jahres in den bleibenden Ruhestand versetzt worden war. Da BRÜCKE teils aus gesundheitlichen Gründen, teils da er der Meinung war, die in Frage kommenden Vertreter der Augenheilkunde ohnehin nicht näher zu kennen, es ablehnte, mitzustimmen, wurde ARLT vom Dekan schriftlich mit dem Vorsitz im Komitee betraut. Die von STELLWAG ausführlich angegebene Begründung für die Errichtung der zweiten Augenklinik wurde einstimmig angenommen. In dessen Referat heißt es u. a. wörtlich: „Fruchtbringend kann der Unterricht in der Augenheilkunde nur sein, wenn er ein Anschauungsunterricht ist. Sobald die Zahl der in einem Semester inskribierten Hörer 60 überschreitet, ist ein solcher Unterricht mit den größten Schwierigkeiten verknüpft, wenn nicht unmöglich, indem die Kleinheit des Objektes es mit sich bringt, daß bei jeder Demonstration nur eine sehr geringe Zahl der Zuhörer betheiliget werden kann."[8] Sechzehn Jahre davor schon hatte Eduard JAEGER in seinem 1867 geäußerten freien Wort über die medizinische Unterrichts- und Prüfungsmethode[9] gemeint, daß höchstens 20 bis 25 Hörer zum Unterricht in einem demonstrativen Fach zugelassen werden dürften.

„Wäre statt zweier nur eine einzige Klinik vorhanden", so hieß es jetzt in STELLWAGS Referat von 1883 weiter, „so wäre dieselbe schon jetzt kaum im Stande, ihre Aufgabe zu lösen, um die Schüler selbst in den allergewöhnlichsten Krankheiten des Auges, mit welchen jeder Arzt vertraut sein soll, genügend zu unterweisen. Bei der außerordentlichen Zunahme der Frequenz würde der Übelstand in der Zukunft geradezu gefährlich werden . . ."[10] Diesmal war also die Forderung nach der Systemisierung einer zweiten Augenklinik nicht mehr abweisbar.

Bezüglich der Besetzungsfrage konnte im Komitee aber zunächst keine Einigkeit erzielt werden. STELLWAG nannte zuerst die Professoren von Prag und von Graz, Josef VON HASNER (1819–1892) und Karl BLODIG (1820–1891), die beide wegen ihrer hervorragenden Stellungen und wegen ihres Alters (beide waren allerdings jünger als Eduard JAEGER) seiner Meinung nach nicht in Frage kämen. An dritter Stelle erst nannte STELLWAG Eduard JAEGER. Ferner schlug er aus der Schule ARLTS Otto BECKER (1828–1890) in Heidelberg, Hubert SATTLER (1844–1928) in Erlangen und bereits damals auch schon Ernst FUCHS (1851–1930) vor, der seit 1881 in Lüttich lehrte. Aus JAEGERS Schule nannte STELLWAG Ludwig MAUTHNER (1840–1894), der in Innsbruck 1877 resigniert hatte, und Isidor SCHNABEL (1842–1908), der nach MAUTH-

Viennese Professors, firstly, to determine and record the urgent necessity of systemizing a second ophthalmological clinic at the university and, secondly, to provide for a chairman of this newly inaugurated clinic. As documents in the university archives show[7] the committee consisted originally of the physiologist Ernst Wilhelm von BRÜCKE (1819–1892), the surgeon Eduard ALBERT (1841–1900), the internal specialist Hermann NOTHNAGEL (1841–1905) and of the two ophthalmologists Karl von STELLWAG-CARION and Ferdinand VON ARLT (1812–1887), who had just retired in February of that year. Since BRÜCKE refused to vote – partly due to his poor health and partly because he believed he was not well enough acquainted with the ophthalmologists at issue – ARLT was formally entrusted by the dean with the leadership of the committee. The reasons for establishing the second ophthalmological clinic, which had been thoroughly enumerated by STELLWAG, were unanimously accepted. In his report he wrote: "Instruction in ophthalmology can only by fruitful when it can be presented by means of visual demonstration. As soon as the number of enrolled students reaches sixty, instruction becomes very difficult, if not impossible. The small size of the objects involved determines the fact that only a small number of students can participate in any one demonstration."[8] Sixteen years before this Eduard JAEGER had already expressed his opinion in his "free words" concerning the methods of instructing and testing used in medicine (1867).[9] He stated that a maximum number of 20 to 25 students should be admitted to a subject where instruction is given through demonstration.

STELLWAG's report of 1883 continues: "If instead of two clinics only a single one existed, it would already at this point hardly be capable of fulfilling its educational role to instruct its students sufficiently in even the most common eye diseases with which every doctor must be acquainted. With the present extraordinary increase in the number of medical students the future conditions could reach dangerous proportions."[10] This time the demand for a systematization of a second ophthalmological clinic could not be refused.

No unanimity could be reached initially concerning the person to head the clinic. First STELLWAG named the professors from Prague and Graz, Josef VON HASNER (1819–1892) and Karl BLODIG (1820–1891), who probably would not accept in his opinion due to the excellent nature of their positions at that time and their relatively advanced ages (however, both were younger than Eduard JAEGER). Eduard JAEGER was STELLWAG's third choice. He further suggested from among ARLT's students Otto BECKER (1828–1890) then in Heidelberg, Hubert SATTLER (1844–1928) in Erlangen, and already at this date Ernst FUCHS (1851–1930), who had been teaching in Liège since 1881. From among JAEGER's followers STELLWAG named Ludwig MAUTHNER (1840–1894) who had resigned in Innsbruck in 1877, and Isidor SCHNABEL (1842–1908) who headed the Innsbruck Clinic of Ophthalmology after MAUTHNER's departure. In the same committee report to the Ministry STELLWAG presented Eduard von JAEGER's scientific accomplishments in few words but so convincingly that his position as unanimous first choice candidate could more or less be anticipated. There was no agreement on the preferred order of the remaining candidates. ARLT's words to the College of Professors concerning this committee session are noteworthy and, unfortunately, characteristic for the situation in the immediate future: "I declared myself in agreement

NERS Abgang in Innsbruck die Augenklinik leitete. Gleichzeitig wurde in diesem Komiteeberichte STELLWAGS an das Ministerium Eduard VON JAEGERS wissenschaftlichen Leistungen mit wenigen Worten ein so überwältigend anerkennendes Zeugnis ausgestellt, daß gewissermaßen sein darauf folgender einstimmiger Primo-loco-Vorschlag vorweggenommen war. Über die Reihung der weiteren Lehrkanzelanwärter gab es Unstimmigkeiten. Merkwürdig und leider die Situation der unmittelbar bevorstehenden Zukunft vorwegnehmend aber bleiben die Worte ARLTS in einem Bericht über diese Komiteesitzung an das Professorenkollegium, in dem es heißt: „Bei dem Vorschlage von Professor STELLWAG, daß Primarius und Professor extraordinarius Dr. Eduard VON JAEGER in erster Linie zu nennen sei und daß bei Genehmigung dieses Vorschlages zugleich die schwierige Lösung der Aufgabe, für die zweite Augenklinik die geeigneten Räume zu beschaffen, am einfachsten und leichtesten erreicht werden könne, hatte ich im Comité mich gleichfalls zustimmend ausgesprochen, jedoch meinen Bedenken Ausdruck geben zu müssen erachtet, ob Professor JAEGER bei seinem vorgerückten Alter und nach wiederholten ernsten Krankheitsfällen in den letzten Jahren entschlossen und stark genug sein werde, ein Amt zu übernehmen und zu führen, welches die volle Manneskraft in Anspruch nimmt."[11] Dennoch wurde JAEGER am 1. Oktober 1883 der erste Vorstand der neugegründeten Klinik. Aber er lebte nach diesem Tag, der ihm die Erfüllung eines seit einem Vierteljahrhundert gehegten Wunsches brachte, nur noch neun Monate und fünf Tage. Der Nestor der ophthalmologischen Historiographie, Julius HIRSCHBERG (1843–1925), sagt in diesem Zusammenhang, daß JAEGER, „wie die Menschen oft dem Unerreichbaren und für ihre Person Unwichtigen nachjagen, sein ganzes Leben lang die Lehrkanzel erstrebt"[12] hätte. Zu den Worten „für ihre Person Unwichtigen" aber sei es gestattet, heute etwas hinzuzufügen. Natürlich war JAEGER längst für die Ophthalmologie der Welt maßgeblich geworden durch seine Arbeiten, welche die normale und pathologische Anatomie und gewissermaßen auch die Physiologie des Augenhintergrundes weitgehend erschlossen hatten, aber er war, der so vielfach als redegehemmt Dargestellte, dennoch auch eine Lehrerpersönlichkeit aus innerstem Antrieb. Als Beweis dafür sei nochmals sein 1867 in Leipzig erschienenes „. . . freies Wort über die medizinischen Unterrichts- und Prüfungsnormen" angeführt. (Über diese 150 Seiten umfassende Monographie JAEGERS, die auch heute, in den Zeiten einer Umgestaltung medizinischer Unterrichts- und Prüfungsstruktur keineswegs uninteressant ist, erscheint anläßlich der Hundertjahrfeier der Klinik eine eigene Untersuchung). JAEGER hat in dieser Schrift u. a. das Prüfungsprivilegium der Ordinarien bekämpft, eine große Anzahl von neuen Prüfungsgegenständen angegeben und vehement die Ansicht abgelehnt, daß der Allgemeinpraktiker keiner intensiven Grundausbildung in der Augenheilkunde bedürfe.

Daß JAEGER mit dem von dem damaligen Königsberger Physiologen Hermann VON HELMHOLTZ (1821–1894) im Jahre 1851 angegebenen Ophthalmoskop (dem er selbst eine neue Form[13] geben konnte, wodurch er die Spiegelung im aufrechten Bild wieder einführte) der Augenheilkunde bereits, wie man damals sagte, eine neue Welt erschlossen hatte, ist bekannt. Er hat aber nicht nur in für seine Zeit unübertreffbarer Weise schon im Jahre 1854 erstmals den normalen Augenhintergrund dargestellt,[14] sondern auch seine pathologischen Befunde an der Leiche makroskopisch und histologisch verifi-

with Professor STELLWAG's proposal that *Primarius* and *Professor extraordinarius* Dr. Eduard VON JAEGER should be named as primary candidate and that with this proposal the difficult task of finding appropriate rooms for the second ophthalmological clinic would also most simply and efficiently be achieved; at the same time I felt obliged to express my reservations as to whether Professor JAEGER would be determined and strong enough to be entrusted with an office which required complete manly vigor, in the light of his advanced age and repeated serious illnesses in recent years."[11] Nevertheless, JAEGER became the first chairman of the newly established clinic on October 1, 1883. After this day, which brought the fulfilment of a wish he had held for a quarter of a century, he lived for only nine months and five days. The Nestor of ophthalmological historiography, Julius HIRSCHBERG (1843–1925), said in this regard that JAEGER, "as so many people who chase after things unreachable and ultimately unimportant for their reputation, also strove after this position all his life long."[12] Today we may be permitted to comment on the judgment "ultimately unimportant for their reputation". Of course JAEGER had long become world renowned for his works which more or less made accessible normal and pathological anatomy as well as the physiology of the *ocular fundus*; he was, however, though often portrayed as a reticent speaker, a teacher from deepest conviction. As evidence one can cite again his "Free Word on Medical Testing and Examination Standards" published in Leipzig in 1867. (A separate study of this 150-page monograph of JAEGER's – which is not of little interest to us today when the existing structures of medical testing and instruction are being reformed – is being published in conjunction with the hundredth anniversary of the clinic.) JAEGER attacked in this work the testing privilege of the *Ordinarius*, listed a large number of subjects to be tested and vehemently rejected the opinion that general practitioners need no intensive basic knowledge in ophthalmology.

It is a well known fact that JAEGER had "opened up a new world for ophthalmology" – as was held in those days – with the use of the ophthalmoscope mentioned by the Königsberg physiologist Hermann VON HELMHOLTZ (1821–1894) in 1851. JAEGER constructed a large ophthalmoscope[13] by means of which he made it possible to mirror in the upright image as practiced by HELMHOLTZ, thus restoring the form of the image as intended by the inventor HELMHOLTZ. JAEGER not only described the normal *ocular fundus*[14] in 1854 to an extent which was unsurpassed for his time, he also verified these pathological findings macroscopically and histologically by autopsy. He examined the living and the dead and he often needed "20 to 30, sometimes even 40 to over 50 sittings of two to three hours apiece for every single case"[15] to obtain the necessary data in order to make drawings the size of a saucer for his atlases; this perseverance distinguished him from his contemporaries. Ernst FUCHS commented ironically at a later date that it was difficult to know who was to be more admired – the doctor or the patient.[16] Although JAEGER made note of the fact that he had had neither drawing talent nor lessons, he created the best drawings of the *ocular fundus* with his paintbrush. "I do not want to interpret things into my pictures, to establish theories or explain things; I merely want to draw" he stated. "What I have seen, is and remains, because nature remains. Those who come after me can make out of these pictures whatever they wish; they can offer a more accurate

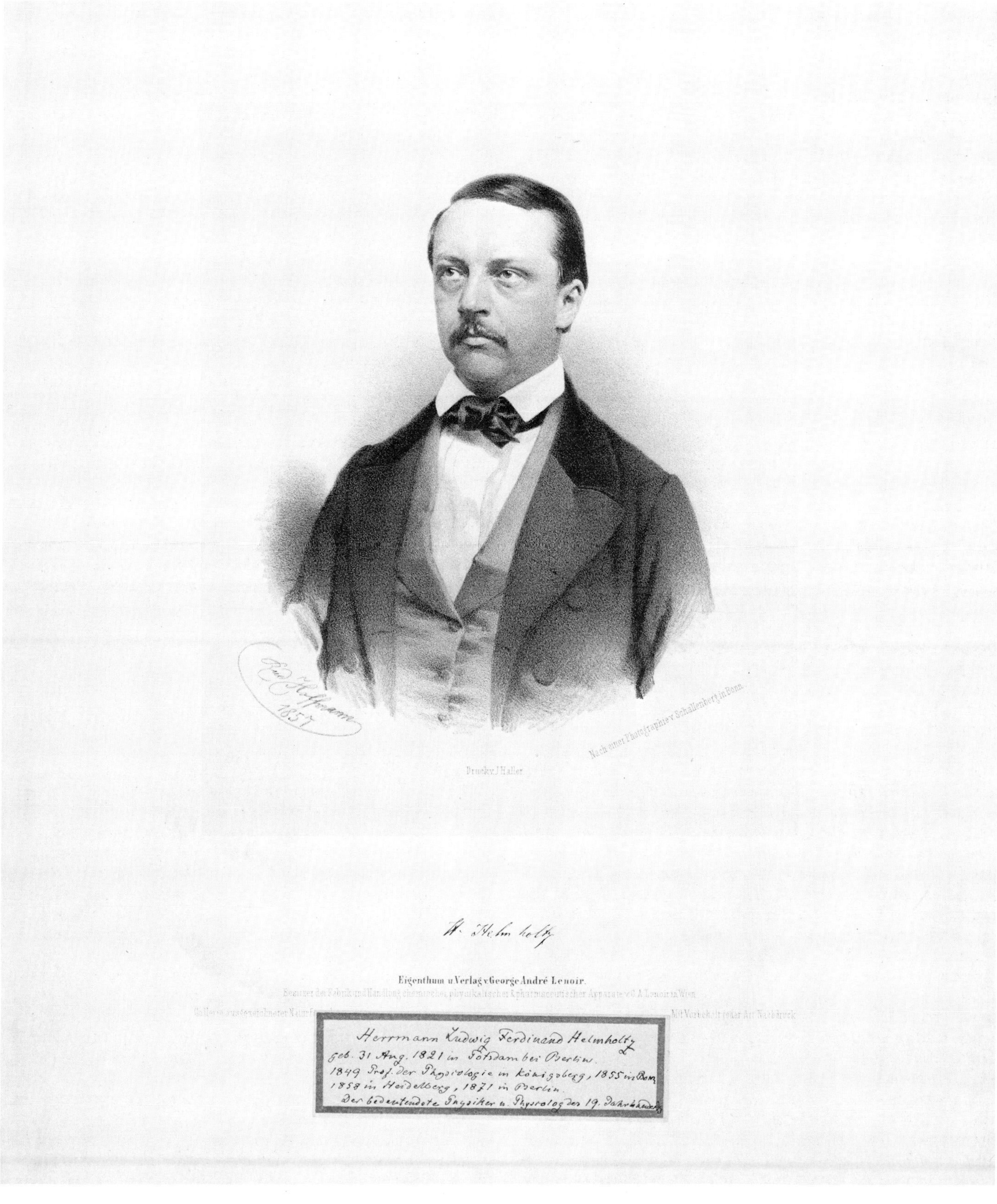

Hermann von Helmholtz (1821–1894), Erfinder des Augenspiegels (1851). Aus der privaten Porträtsammlung von Theodor Billroth (1829–1894), von diesem eigenhändig beschriftet.

Hermann von Helmholtz (1821–1894). Inventor of the ophthalmoscope (1851). From the private portrait collection of Theodor Billroth (1829–1894), personally lettered by him.

ziert. Er hat Lebende und Leichen gespiegelt und hat, und das hat ihn von allen anderen zeitgenössischen Forschern unterschieden, „20 bis 30, selbst 40 bis 50 und mehr Sitzungen zu je zwei bis drei Stunden und darüber für jeden einzelnen Fall“[15] benötigt, um für ein Bild von etwa Handtellergröße in seinen Atlanten die nötigen Unterlagen zu haben. Ernst FUCHS erklärte später, wohl leicht ironisch, man wisse nicht, ob man hier den Arzt oder den Patienten mehr bewundern solle.[16]
Obwohl JAEGER vermerkte, kein Talent zu besitzen und niemals zeichnen gelernt zu haben, hat er auf diese Weise die besten Bilder des Augenhintergrundes mit dem Pinsel gestaltet. „Ich will in meine Bilder nichts hineinlegen, keine Theorien aufstellen, nichts erklären und nur zeichnen“, sagte er selbst, „was ich gesehen habe; das ist, das bleibt, denn die Natur bleibt. Mögen Spätere aus den Bildern machen, was sie wollen, mögen sie eine richtigere Erklärung geben, möge meine Erklärung sich als unrichtig erweisen, die Naturwahrheit bleibt, die Bilder als solche können nicht vergehen.“[17] Hypothesen, die er mit einem „Brückenschlagen über einen Strom, dem entlang man vorwärts streben will“[18] zu vergleichen pflegte, wenn das eigene Ufer gar zu unwegsam wäre, hielten seiner Meinung nach nur auf, selbst wenn auf der anderen Seite ein leichteres Vorwärtskommen möglich wäre. Dem Forscher, der wirklich weiterkommen wolle, zieme es, sich sogar alleine dem Strome anzuvertrauen.
Nur aus der leidenschaftlichen Begeisterung für seine Arbeit ist es zu verstehen, daß er, wie Burghard BREITNER später (1894–1956) sagen sollte, „das im Werk befreite Herz“ nicht zügeln konnte und in heftigste Kritik gegen jene Kollegen ausbrach, die zwar auf dem gleichen Gebiete arbeiteten, aber nur vergleichsweise oberflächliche Darstellungen anboten. JAEGER duldete es einfach nicht, wenn andere Ophthalmologen Bilder veröffentlichten, bei denen nur ein kleiner Teil der Natur entsprechend exakt ausgeführt wurde, alles übrige aber schematisch blieb. Dabei konnte man, wie er selbst sagte, gelegentlich nicht einmal das rechte vom linken Auge unterscheiden. Freilich brachte ihm diese Kritik keine Freunde ein. Darüber hinaus erklärte er auch noch ganz deutlich, daß ihn die Befundung des Augenhintergrundes weit mehr als Mediziner denn als Okulist interessiere. So sagte er z. B. in einer Sitzung der kaiserlichen Akademie der Wissenschaften im Jahre 1875, „daß der Augenspiegel in der Hand des Mediziners wichtigere und wohltätigere Erfolge aufzuweisen haben wird als in der Hand des Okulisten und daß er in der Zukunft mindestens ein ebenso häufig angewendetes und geschätztes diagnostisches Hilfsmittel für den Mediziner abgeben wird wie das Stethoskop und der Plessimeter“.[19] Noch kurze Zeit vor seinem Tode veröffentlichte er eine Untersuchung über „Die Diagnose der Blutkrankheiten mittels des Augenspiegels“, worin er noch einmal betonte, „es würde mich freuen, wenn ich noch die Einbürgerung des Augenspiegels als medizinisches Instrument erleben könnte“.[20]
JAEGER aber hat den Augenhintergrund nicht nur betrachtet, er hat ihn immer wieder aufs neue erlebt. „Wie unsymetrisch“, schrieb er einmal, „unfertig – characterlos möchte man es nennen –, stellt sich das Auge eines Neugeborenen dem eines Erwachsenen gegenüber dar. Welche Klarheit und Helligkeit, welche Farbenpracht und Lebensfrische zeigt das normale Augeninnere eines 12 bis 18 Jahre alten Jünglings oder Mädchens. Der Anblick des Inneren eines solchen Auges ist so freundlich, so anziehend und belebt, dass man sagen möchte, Jugend und Lebenskraft strahle von demselben aus.

explanation, should mine be inaccurate. Natural truth remains and the pictures as such cannot be passed off."[17] He compared hypotheses to "building bridges across a river, along which one really wanted to proceed forward and only crossed because one's own bank had become impassable."[18] In his opinion these hypotheses only hampered one, even if proceeding seemed simpler on the other side. The researcher who really wanted to make progress had to entrust himself only to the river alone.
Only in this spirit of passionate enthusiasm for his work – "the heart made free through work" as Burghard BREITNER (1894–1956) was to say – can it be understood that he began to vehemently criticize his colleagues who worked in the same areas, but who offered relatively superficial explanations. JAEGER simply did not tolerate other ophthalmologists' publishing drawings in which only a fraction corresponded exactly to nature and the rest was illustrated schematically. Sometimes one could not even differentiate the right eye from the left, as he said. Such comments won him few friends. Furthermore, he stated that his findings concerning the *ocular fundus* interested him much more as a physician than as an oculist. He thus declared before an assembly of the Imperial Royal Academy of Sciences in 1875 "that the ophthalmoscope will have more important and more charitable successes to show in the hand of the physician than in the hand of the oculist, and that in future it will be at least as important and commonly used by physicians as stethoscope and plessimeter as diagnostic instruments."[19] Shortly before his death he published a study on "The Diagnosis of Blood Diseases using the Ophthalmoscope" in which he once again stressed that "I would be very happy if I could live to see the widespread use of the ophthalmoscope as a medical instrument."[20]
JAEGER not only viewed the *ocular fundus*, he repeatedly experienced it in a new and different way. "How unsymmetrical, how incomplete – without character one wants to say – when one compares the eye of a newborn baby to that of an adult. What clarity and brilliance, what color and freshness the normal iris of a 12-to 18-year-old youth or girl shows. The sight of the iris of such an eye is so friendly, so attractive and full of life that one feels like saying that youth and vitality are radiated from it. How wilted and dull, colorless and lackluster in comparison is the eye of an elderly person; how powerfully the signs of senility and regression can be seen in the eye of the aged."[21]
HELMHOLTZ had determined in his first publication[22] in the year 1851 that he had been unable to prove with certainty pulsations in the eye. Several researchers began to test appropriate methods. JAEGER described the pulse in the artery for the first time[23] and discovered that it made itself known "through an intermittent, uniform widening of that part of the artery which runs through the optic nerve in the cross-section plane at the time of systole." Furthermore, this pulse was "isochronic with the pulse of the arteries in the rest of the body. The widening of every place of the artery as well as the capillaries occurred at the same instant. No progressive wave motion was determined.[24]
The Berlin physicist Hermann VON HELMHOLTZ, who had originally worked as a physiologist in Königsberg, was aware that great advances had been made with the ophthalmoscope he had invented. He found a rather strange comparison concerning the role of his person in the history of ophthalmology. On August 6, 1886, two years after JAEGER's death,

Und wie welk und trübe, farb- und glanzlos dagegen erscheint das Auge älterer Menschen; wie mächtig prägen sich die senilen Veränderungen im Greisen-Auge, die Zeichen seines Rückschrittes aus."[21]
HELMHOLTZ hat ferner bekanntlich in seiner ersten Publikation[22] im Jahre 1851 festgestellt, daß er die Pulsationen nicht mit Sicherheit nachweisen könne. Mehrere Forscher verlegten sich auf die Suche danach, JAEGER beschrieb erstmalig[23] den Arterienpuls und fand, daß sich „derselbe . . . durch eine stoßweise gleichförmige Erweiterung des in der Sehnervenquerschnittsebene verlaufenden Teiles der Arterie zur Zeit der Systole des Herzens" bekunde, daß er „isochronisch mit dem Puls der übrigen Arterien des Körpers" sei und stellte weiter fest: „Die Erweiterung jeder Stelle des Stammes wie seiner Äste erfolgte in demselben Momente. Eine fortschreitende Wellenbewegung wurde nicht erkannt."[24]
Der längst zum Berliner Physiker gewordene ehemalige Königsberger Physiologe Hermann VON HELMHOLTZ aber wußte um diese Fortschritte, die mit seinem Augenspiegel gemacht worden sind und fand für den Stellenwert seiner Person in der Geschichte der Ophthalmologie im Jahre 1886 einen gar eigenartigen Vergleich. Als er nämlich am 6. August dieses Jahres, also zwei Jahre nach dem Tode JAEGERS, in der Festsitzung der Heidelberger Gesellschaft für Augenheilkunde für die ihm eben verliehene Graefe-Medaille dankte, verglich er sich mit dem Erfinder des harten Meißels, der zwar notwendig war, damit aus dem Marmor die Götterbilder der Griechen geformt werden konnten. Aber HELMHOLTZ würde, so sagte er damals, den Kranz nicht dem Schmied reichen, der das Werkzeug erfand, sondern etwa Praxiteles und Paionios, die damit umgehen konnten.[25] Daß einer der mit dieser Metapher bezeichneten Meister – und nicht der geringste unter ihnen – Eduard JAEGER war, beweist die Wertung seiner Atlanten, von denen selbst Ernst FUCHS noch 50 Jahre nach ihrer Veröffentlichung sagte, daß seither ihre Genauigkeit in der Wiedergabe der Natur noch nicht erreicht worden sei.[26]
Schließlich wäre es aber falsch, in JAEGER nur den Pionier des Augenspiegelns zu sehen. Physikalische und chemische Voraussetzungen für die Refraktion interessierten ihn gleichfalls und führten ihn sogar zu den gewagtesten Experimenten am menschlichen Auge. Er beschäftigte sich mit der Bestimmung der Brechungskoeffizienten der durchsichtigen Medien des menschlichen Auges, besonders mit dem der Linse und dem des Kammerwassers, der „wässrigen Feuchtigkeit", wie er es nannte. Weil aber, wie er meinte, „das Linsensystem (in) seiner Form, Dichtigkeit und dem Gewichte nach, sowie die wässrige Feuchtigkeit rücksichtlich ihrer Dichtigkeit und Menge in der Leiche, vor Allem in Folge von Diffussionsströmungen wesentliche Veränderungen erleiden, und dass dieselben schon wenige Stunden nach erfolgtem Tode einen erheblichen Grad erreichen"[27] wandte er sich der Punktion der Vorderkammer des Auges nicht nur an der Leiche, sondern auch am Lebenden zu und übergab die so gewonnene Flüssigkeit dem Chemiker Vinzenz KLETZINSKY (1826–1882) zur Analyse. Er konstruierte zur Entnahme des Kammerwassers ein eigenes Gerät. In seiner Monographie „Über die Einstellungen des dioptrischen Apparates im menschlichen Auge" von 1861 beschrieb JAEGER mehrfache entsprechende Versuche, darunter auch einen, „die wässrige Feuchtigkeit beider Augen eines 22jährigen gesunden und gut sehenden Individuums"[28] betreffend. Als HIRSCHBERG mehr als vierzig Jahre

he was gratefully accepting the Graefe-medallion presented him at a festive assembly of the Heidelberg Society of Ophthalmology. He compared himself to the inventor of the chisel which was necessary so that the Greek gods could be sculptured out of marble. He himself would not have offered the blacksmith the laurels, but rather Praxiteles and Paionios, who were able to make something with the tools.[25] The high quality of the atlases of Eduard JAEGER attests to the fact that he was one of the foremost metaphorical masters. Ernst FUCHS stated that even fifty years after their publication their precision in reproducing nature had not been equalled.[26]
It would be incorrect to see only the pioneer of the ophthalmoscope in JAEGER. Physical and chemical qualities of refraction interested him as well and led him to conducting very daring experiments on the human eye. He concerned himself with the determination of the refraction coefficients of the transparent media of the eye, particularly with the lens and the aqueous humor, the "watery wetness", as he called it. But because he believed that the form, density and weight of the lens sytem as well as the density and volume of the watery wetness change essentially in cadavers, particularly as a result of diffusion currents, and that these changes can already be recorded to a high degree only a few hours after death,"[27] he focused his interest on puncturing the anterior chamber of the eye, not only on cadavers but of living patients and he gave the fluid to the chemist Vinzenz KLETZINSKY (1826–1887) for analysis. He constructed a special instrument to extract the aqueous humor. In his monograph "On the Adjustment of the Dioptric Apparatus in the Human Eye" from the year 1861 JAEGER described multiple experiments, among them one concerning "the watery wetness of both eyes of a 22-year-old who enjoyed both good health and eyesight."[28] As HIRSCHBERG was reporting on this work over forty years later he could not refrain from repeating the word which he had written on the corresponding page of his copy directly after publication: "horribile".[29]
All of JAEGER's biographers share the opinion that he was an eye surgeon of the highest quality. He grew into his handling of patients from observing the way his father treated his. In 1844 he published his dissertation "On the Treatment of Grey Cataract at the Ophthalmological Clinic of the Joseph's Academy".[30] In 1873 his monograph on a "new method of extracting cataracts, namely by "shallow-incision"[31] appeared. After becoming lecturer in 1854 he published a monograph "On Cataract and Cataract Operations in addition to other Observations and Experiences".[32] He dedicated this book to "his friend Albrecht Ernst VON GRAEFE". Besides this dedication, which points to the fact that GRAEFE worked in Vienna under the guidance of Friedrich and Eduard JAEGER, we find another peculiarity in this edition. Along with the text we find the "JAEGER-Charts" printed, which were later translated into many languages. In addition this volume contains an exact description and drawing of the JAEGER modification of the HELMHOLTZ ophthalmoscope. This strange form of publishing heterogeneous things in one volume hints at the quality in JAEGER's personality which even at that time was regarded as "ivory-towered". His pupil Salomon KLEIN (1845–1937) went so far as to say that JAEGER appeared to be a relict from the "Biedermeier" period.[33]
Furthermore, JAEGER's studies were often published in journals which were by no means accessible to all physicians interested in ophthalmology. Apparently one reason for this

später diese Arbeit referierte, konnte er sich freilich nicht enthalten, auch das Wort zu wiederholen, das er kurz nach dem Erscheinen dieser Monographie auf die entsprechende Seite in seinem Exemplar geschrieben hatte, nämlich „horribile“.[29]

Alle Biographen JAEGERS stimmen ferner überein in der Feststellung, daß er auch ein Augenoperateur ersten Ranges war. Mit den Kranken, die sein Vater betreute, wuchs er gleichsam heran, 1844 dissertierte er „Über die Behandlung des grauen Staares an der ophthalmologischen Klinik der Josephs-Akademie“.[30] Im Jahre 1873 erschien seine Monographie über eine von ihm erfundene „neue Staar-Extraktionsmethode“, nämlich den „Hohlschnitt“.[31] Nach seiner Habilitation im Jahre 1854 veröffentlichte er eine Monographie „Über Staar und Staaroperationen nebst anderen Beobachtungen und Erfahrungen“.[32] Dieses Buch widmete er „seinem Freunde Albrecht Ernst VON GRAEFE“. Neben dieser Widmung, die darauf hinweist, daß GRAEFE unter der Leitung von Friedrich und Eduard JAEGER in Wien arbeitete, finden wir in diesem Band noch eine Besonderheit. Dem Text sind die später in viele Sprachen übersetzten „JAEGER-Tafeln“ beigedruckt. Außerdem enthält diese Schrift eine genaue Beschreibung und Abbildung der von JAEGER angegebenen Modifikation des HELMHOLTZschen Augenspiegels.

Allein schon diese merkwürdige Publikationsform heterogener Dinge in einem Bande deutet auf eine Eigenschaft der Person JAEGERS hin, die man schon damals mit dem Begriff „weltfremd“ bezeichnete. Sein Schüler Salomon KLEIN (1845–1937) meinte sogar, JAEGER sei ihm wie ein Relikt aus dem Biedermeier erschienen.[33] JAEGERS Publikationen erschienen noch dazu oft in Zeitschriften, die keineswegs allen ophthalmologisch interessierten Ärzten zugänglich waren. Offenkundig liegt auch darin eine Ursache dafür, daß er sich übergangen, ja übervorteilt fühlte. In seiner höflichen Art und mit feiner Ironie hat er sich gelegentlich dazu geäußert. Auf diese Weise kam wohl auch die merkwürdige Antwort zustande, die JAEGER anfangs der siebziger Jahre auf eine ministerielle Anfrage nach seinen wissenschaftlichen Arbeiten gab. Zu einem Zeitpunkt, als bereits seine beiden Tafelwerke „Beiträge zur Pathologie des Auges“[34] vorlagen und sein „Ophthalmoskopischer Hand-Atlas“ und seine „Schrift-Scalen“ in mehrfachen Auflagen gedruckt waren, schrieb JAEGER auf diese dienstliche Nachfrage als Antwort: „Verfasser einiger mehr oder minder unbekannter Werke über Augenheilkunde.“[35]

Vermutlich hat niemand den Eindruck, den JAEGER auf seine Umgebung machte, treffender geschildert als Ernst FUCHS, seit 1885 sein Amtsnachfolger in Wien. Als FUCHS am 28. Februar 1910 die Festrede anläßlich der Enthüllung des Denkmals für Eduard JAEGER in den Arkaden der Wiener Universität hielt, ging er auch auf die Wirkung der Persönlichkeit des Gefeierten auf seine Zeitgenossen ein. (Diese Festrede wurde allerdings niemals gedruckt. Das Manuskript in Schreibmaschinschrift, mit vielfachen Verbesserungen von der Hand von Ernst FUCHS, ist im Besitz von Frau Dr. Gertrud HANN, der Urenkelin Eduard JAEGERS.)

FUCHS stellte damals fest: „JAEGER trat in den Krankensaal, im schwarzen Frack. An diesen Anblick war man im Wiener Allgemeinen Krankenhaus nicht gewöhnt, aber ich sah alsbald, daß der Mann zu seinem Kleide paßte. Hohe schlanke Gestalt, elegante, wohl abgemessene Bewegungen, unter der ungewöhnlich hohen Stirn ein Paar blaue Augen, die einen

is that he felt neglected, even discriminated against. He occasionally expressed himself on this topic in his polite manner and with sharp irony. Accordingly, at the beginning of the 1870s, when JAEGER was asked to reply to an inquiry from the Ministry concerning any scientific publications – at a time when both of his chartworks “Contributions to the Pathology of the Eye”[34] and his “Ophthalmoscopical Atlas” and his “Test Types” had appeared in print repeatedly – he gave the following curt answer: “Author of more or less unknown works on ophthalmology”.[35]

Probably no one characterized the impression which JAEGER made on his surroundings more fittingly than Ernst FUCHS, who became his successor in Vienna in 1885. On February 28, 1910, on the occasion of the unveiling of the monument to Eduard JAEGER in the arcade of the University of Vienna, he concentrated on the effect of JAEGER's personality on his contemporaries. He stated: “JAEGER walked into the sickroom in his black tailcoat. We were not accustomed to such a sight in the Vienna General Hospital, but I saw quite soon that this apparel was appropriate. Tall, thin figure; elegant, formal gestures; beneath his unusually high forehead two blue eyes that looked at you in a slightly condescending fashion; distinguished restraint in behavior and speech. My clinical teachers of that time were heroes of science: HYRTL, ROKITANSKY, SKODA, ARLT all behaved with the dignity of great scholars but they came from poor families and therefore retained something stiff and angular in their movements. I was not directly conscious of all this during my studies, but I was immediately aware that JAEGER was their opposite. There was something indefinable in his outward appearance, by which today I immediately recognize every aristocrat who steps into my office. It was not until later that I realized the source of this air in JAEGER. His father Friedrich was a famous ophthalmologist and professor at the Joseph's Academy; he was personal physician and at the same time confidant of the all-powerful chancellor Fürst Metternich.”[36]

For a quarter of a century JAEGER instructed fully qualified physicians who now wanted specialization in ophthalmology. His list of students offers many famous names. Beginning on October 1, 1883, JAEGER was also permitted to instruct medical students and he particularly appreciated this opportunity – as a seriously ill sixty-six-year-old – to instruct young people and future practitioners in his beloved discipline. The modest Eduard JAEGER was also himself a city practitioner in Vienna, and it is a well known fact that many of his patients had no idea that their doctor was one of the most famous ophthalmologists of that time. Incidentally, as Ernst FUCHS emphasized in his speech, JAEGER was also the physician called to treat the last illness of the mother of Emperor Francis Joseph I.[37]

On June 23, 1884, the dean was forced to submit to the Ministry Eduard JAEGER's request for a three-month suspension from duty due to poor health.[38] Eleven days later, on July 5, Eduard JAEGER died.

Ten weeks later, on September 15, 1884, a work was published by the department of the clinic that JAEGER's death had left vacant which was capable of influencing operative ophthalmology down to its very roots. The secondary physician of this department, Karl KOLLER (1857–1944) was not in a position to attend the assembly of German Ophthalmologists in Heidelberg himself, but he had his colleague Josef BRETTAUER (1835–1905), *Primarius* in Trieste, read the first

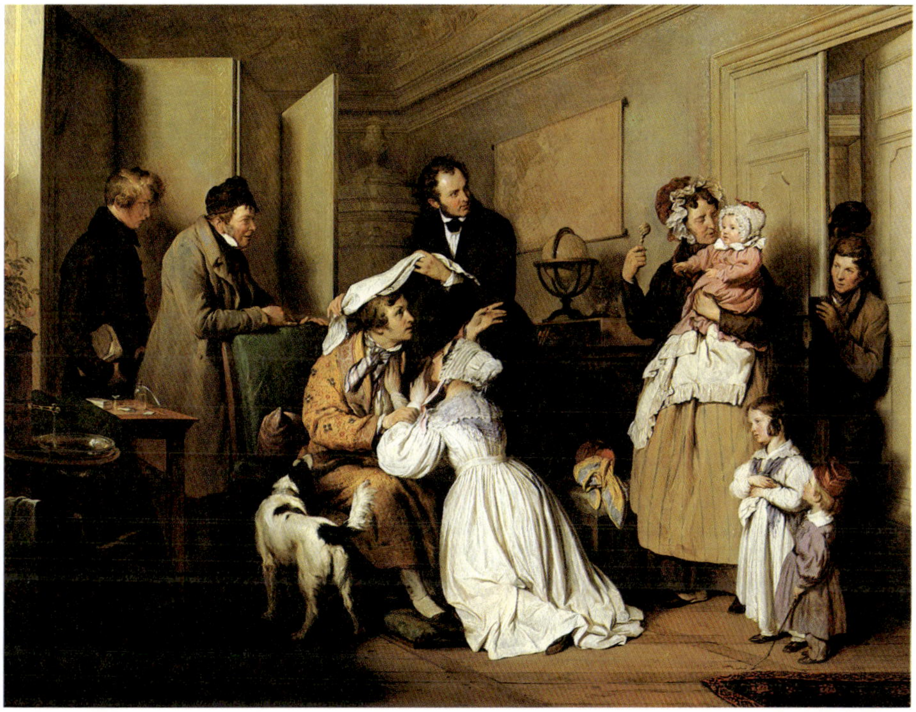

„Der Augenarzt", Ölgemälde von Josef Danhauser (Historisches Museum der Stadt Wien). Die Figur des Arztes soll Friedrich Jaeger nachgebildet sein.

"The Ophthalmologist", oil painting by Josef Danhauser (Historical Museum of the City of Vienna). The figure of the doctor is said to resemble Friedrich Jaeger.

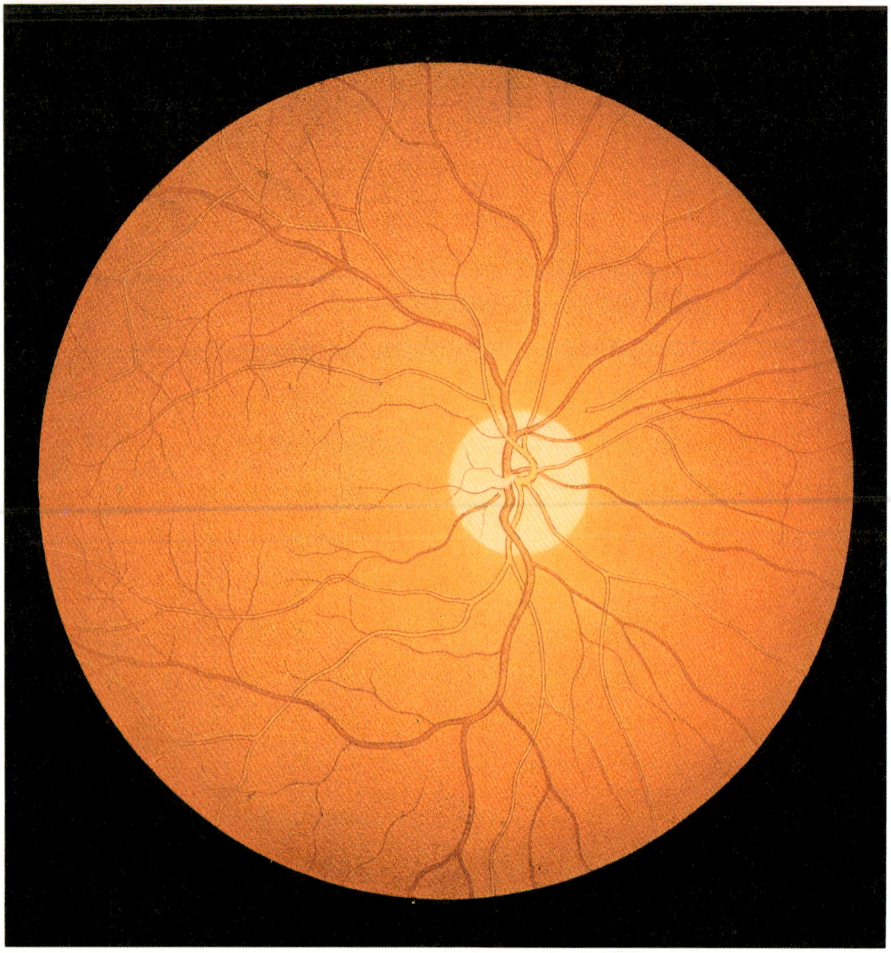

Erste Publikation eines Bildes vom normalen Augenhintergrund (Jaeger, E.: Ergebnisse der Untersuchung des menschlichen Auges mit dem Augenspiegel. Sb. Akad. Wiss. math.-naturw. Cl., Wien 1855, Bd. 15, S. 319–346, Tafel 1).

First publication of a picture of a normal ocular fundus. From a publication by Eduard Jaeger.

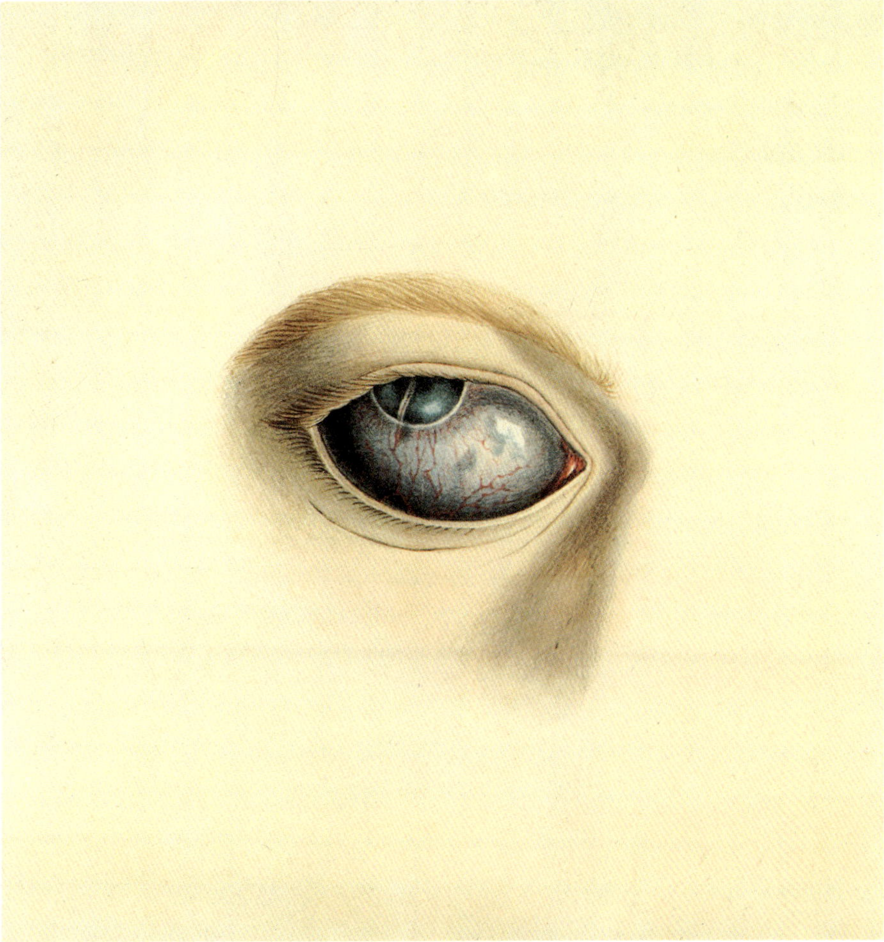

Nicht signierte Zeichnung eines erkrankten Auges, vermutlich von Eduard Jaeger. (Privatbesitz.)

Unsigned drawing of a diseased eye, thought to be by Eduard Jaeger. (Privately owned.)

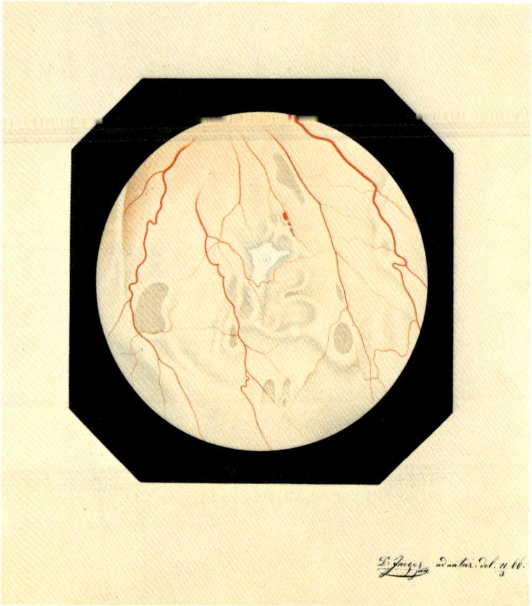

Originalzeichnung eines Augenhintergrundbefundes (Cysticercus zwischen Netz- und Aderhaut) von Eduard Jaeger vom 21. 3. 1866.

Original drawing of the diagnosis of an ocular fundus (Cysticercus between retina and choroid membrane) by Eduard Jaeger, dated March 21, 1866.

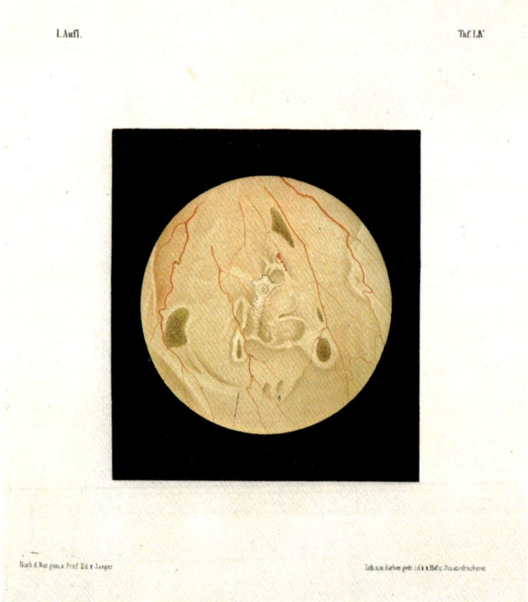

Cysticercus zwischen Netz- und Aderhaut. Nach obiger Originalzeichnung in Eduard Jaegers Beiträgen zur Pathologie des Auges, Bd. 2, Tafel 54, (1870) veröffentlicht. (Abbildung des Titelblattes dieses Werkes auf S. 44.)

Cysticercus between retina and choroid membrane. Printed in Eduard Jaeger's "Beiträge zur Pathologie des Auges" (Contributions to the Pathology of the Eye), vol. 2, plate 54, 1870, after the original drawing shown above. (A picture of the title page of Jaeger's book can be seen on page 44 of this work.)

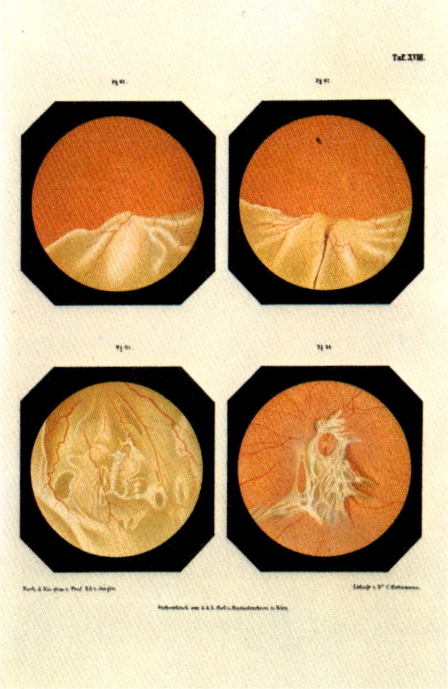

Untere Reihe links: Cysticercus zwischen Netz- und Aderhaut. Abbildung aus dem Ophthalmoskopischen Hand-Atlas von Eduard Jaeger aus dem Jahre 1869. (Beschreibung von Figur 83 sowie Buchtitel siehe S. 44–45.)

Bottom row left: Cysticercus between retina and choroid membrane. Picture in the "Ophthalmoskopischer Hand-Atlas" (Ophthalmoscopical Atlas) by Eduard Jaeger from the year 1869. (Description of Figure 83 as well as book title, see pp. 44–45.)

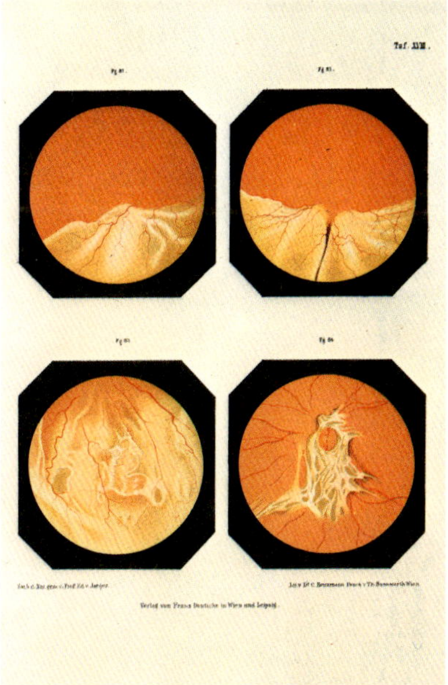

Untere Reihe links: Cysticercus zwischen Netz- und Aderhaut. Abbildung aus dem Opthalmoskopischen Hand-Atlas Eduard Jaegers, neubearbeitet von Maximilian Salzmann, aus dem Jahre 1890. Beide Abbildungen entsprechen der Originalzeichnung.

Bottom row left: Cysticercus between retina and choroid membrane. From Eduard Jaeger's Ophthalmoscopical Atlas, revised edition by Maximilian Salzmann, 1890. Both pictures correspond to the original drawing.

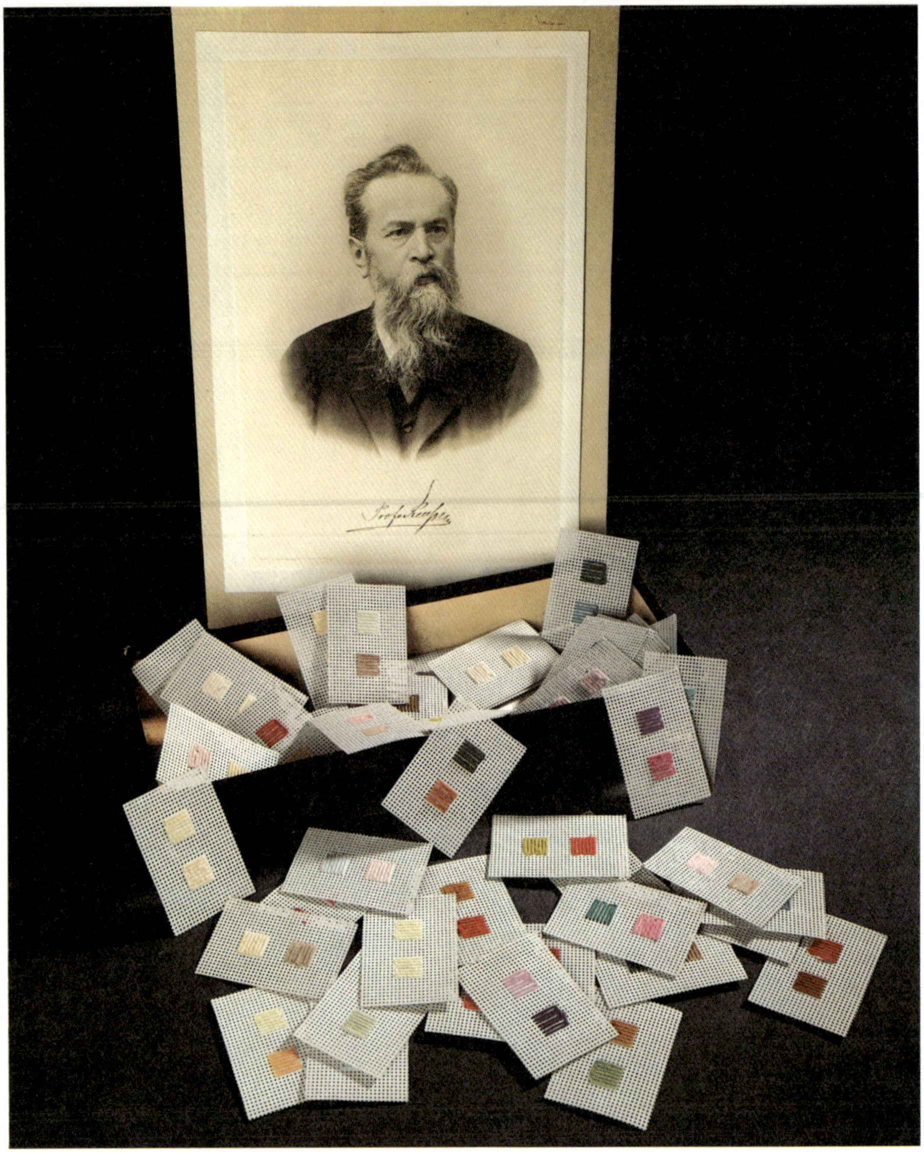

August Ritter von Reuß (1841–1924). Vor seinem Bilde Farbproben (Wolle in verschiedenen Farben). Reuß untersuchte u. a. den Farbensinn bei Eisenbahn- und Marinepersonal und supplierte nach dem Tode Eduard Jaegers an der II. Universitäts-Augenklinik gerade in der Zeit, als Koller dort seine Entdeckung der lokalen Anästhesierung des Auges erprobte.

August Ritter von Reuss (1841–1924). In front of his picture color samples (wool in various colors). Reuss examined, among other things, the sense of color among railway and navy personnel. He was substituting as chairman of the Second University Clinic of Ophthalmology at exactly the same time during which Koller was making his discovery of the local anaesthesia of the eye.

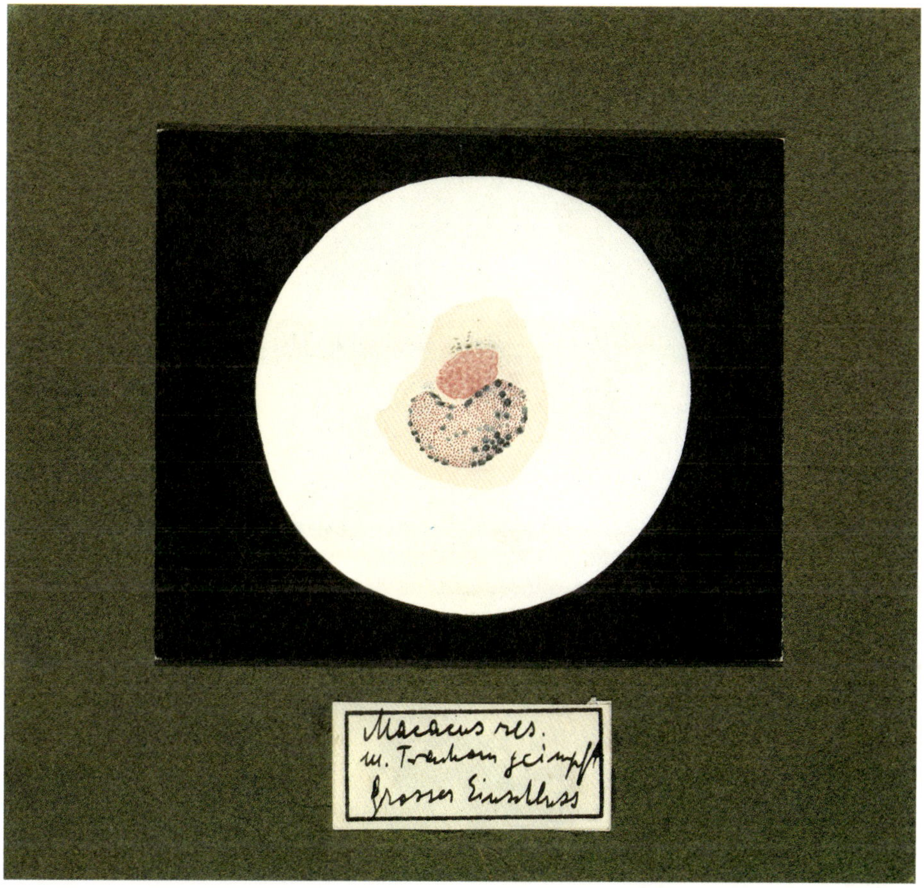

Von Karl David Lindner eigenhändig beschriebenes Präparat: „Macacus res. m. Trachom geimpft. Grosser Einschluss."

A specimen described in Karl David Lindner's own hand writing.

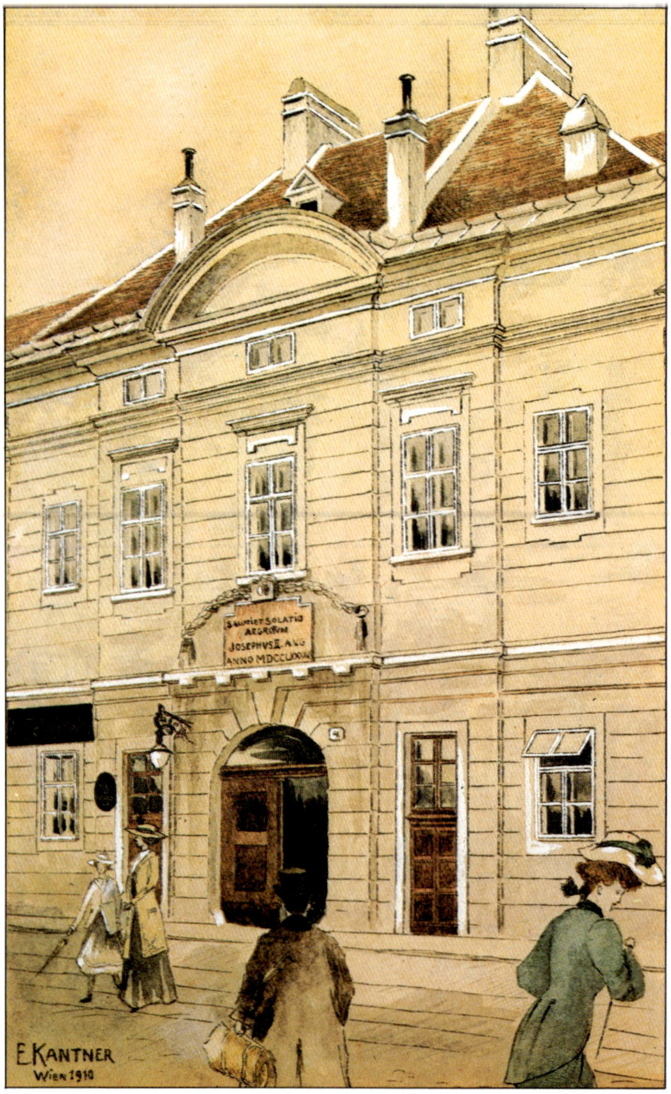

Haupteingang zum Wiener Allgemeinen Krankenhaus. Aquarell von E. Kantner, Wien 1910. Über dem Haupteingang im ersten Stock befindet sich die II. Universitäts-Augenklinik.

Main entrance to the Vienna General Hospital. Watercolor by E. Kantner, Vienna, 1910. Above the main entrance on the second floor the Second University Clinic of Ophthalmology is situated.

etwas von oben herab anblickten, vornehme Zurückhaltung in Gebärde und Sprache. Meine damaligen klinischen Lehrer waren Heroen der Wissenschaft. HYRTL, ROKITANSKY, SKODA, ARLT benahmen sich mit der Würde großer Gelehrter, aber sie waren armer Leute Kind und hatten davon stets etwas Steifes und Eckiges in ihren Bewegungen zurückbehalten. Mir war dies wohl während meiner Studienzeit nicht zum Bewußtsein gekommen, aber ich war mir sofort klar, in JAEGER das Gegenteil davon vor mir zu sehen. Er besaß das Undefinierbare in seinem Äußeren und Auftreten, an dem ich heute jeden Aristokraten, der in meine Sprechstunde kommt, sofort als solchen erkenne. Erst später erfuhr ich, woher JAEGER dies hatte. Jaegers Vater Friedrich war ein berühmter Augenarzt und Professor an der damaligen Josephs-Akademie gewesen; er war Leibarzt und gleichzeitig der vertraute Freund des allmächtigen Staatskanzlers Fürst Metternich."[36]
Ein Vierteljahrhundert lang wirkte JAEGER als Lehrer für voll ausgebildete Ärzte, die sich dem Spezialfach widmen wollten. Freilich weist sein Kursheft bedeutendste Namen auf. Seit dem 1. Oktober 1883 durfte er endlich auch die Studierenden unterweisen, und er schätzte sich glücklich, daß es ihm, dem damals schon schwerkranken Mann, der 66 Jahre alt war, noch vergönnt war, die Jugend mit seinem Fach vertraut zu machen und zukünftige Praktiker zu unterrichten. Der bescheidene Eduard JAEGER war ja selbst auch Stadtpraktiker in Wien, und es ist bekannt, daß mancher seiner Patienten keine Ahnung davon hatte, daß sein Hausarzt einer der bedeutendsten Ophthalmologen seiner Zeit war. JAEGER war übrigens, wie wieder Ernst FUCHS in seiner Rede betonte, der behandelnde Arzt bei der letzten Erkrankung der Mutter Kaiser Franz Josephs I.[37]
Am 23. Juni 1884 mußte der damalige Dekan Eduard JAEGERS Gesuch mit der Bitte um Beurlaubung für drei Monate aus gesundheitlichen Gründen dem Ministerium vorlegen.[38] Elf Tage später, am 5. Juli, ist Eduard JAEGER gestorben. Zehn Wochen später, am 15. September 1884, ging aus der Reserveabteilung der eben verwaisten Klinik JAEGER jene Publikation hervor, die geeignet war, die operative Augenheilkunde grundlegend zu beeinflussen. Der Sekundararzt dieser Abteilung, Karl KOLLER (1857–1944), war zwar nicht in der Lage, die Versammlung deutscher Augenärzte in Heidelberg selbst zu besuchen, aber er ließ die erste Mitteilung zur Wahrung der Priorität von seinem Kollegen Josef BRETTAUER (1835–1905), damals Primarius in Triest, dort vortragen und mit Experimenten belegen. Am 17. Oktober 1884 sprach KOLLER in der Gesellschaft der Ärzte in Wien erstmals „Über die Verwendung des Cocain zur Anästhesirung am Auge".[39] Mit dieser unserer jetzt 146jährigen Gesellschaft ist diese Entdeckung der Lokalanästhesie überhaupt zutiefst verbunden. KOLLER bezog sich nämlich damals auf einen Vortrag von Carl Damian SCHROFF (1802–1887), den Pharmakologen, der auch schon in dieser Gesellschaft der Ärzte am 7. Juli 1862,[40] also 22 Jahre früher, auf die anästhesierende Wirkung des Kokains auf die Haut und die peripheren Enden der sensiblen Nerven hinwies und daß es bei lokaler Anwendung die Pupille erweitere. Zwar hat Josef MELLER (1874–1968)[41] vor 49 Jahren in dieser Gesellschaft daran erinnert, aber wieder vor 46 Jahren hat ihr langjährige Bibliothekar, Isidor FISCHER (1868–1943), resignierend bemerkt, daß dies offenbar alles längst vergessen sei![42] Damals aber, 1884, dankte KOLLER dem supplierenden Leiter der Klinik weiland Prof. Jaegers, August REUSS (1841–1924), und seinen Mitar-

announcement there and substantiate it by experiments to preserve the priority rights. On October 17, 1884, KOLLER spoke to the Society of Physicians in Vienna for the first time "On the Use of Cocaine for Anaesthetizing the Eye".[39] The discovery of this possibility for local anaesthesia is closely associated with this Society, which has now been in existence for 146 years. KOLLER referred to a lecture which had been given to the Society by Carl Damian SCHROFF (1802–1887), the pharmacologist, on July 7, 1862[40] – twenty-two years previously. SCHROFF underscored the anaesthetizing effect of cocaine on the skin and the peripheral ends of sensitive nerves, and stated that the pupil could be dilated by local application. Josef MELLER (1874–1968)[41] called our attention to this discovery again 49 years ago; and again 46 years ago the Society's longstanding librarian Isidor FISCHER (1868–1943) remarked in resignation that this had all apparently been long forgotten.[42] In 1884, though, KOLLER thanked the acting head of the clinic of the late Professor JAEGER, August REUSS (1841–1924) and his co-workers Friedrich DIMMER (1855–1926) and Edmund BOCHNER, who had been JAEGER's assistants,[43] for having supported him in his experiments. After all, up to October 1884, REUSS had performed at the Second Clinic of Ophthalmology two staphyloma operations, several iridectomies and cataract operations according to GRAEFE's methods, and two linear extractions without the patients' complaining of pain.[44]
If Eduard JAEGER was able to leave the clinic pioneer achievements in diagnosis as his personal inheritance – which were to remain incomparable for several decades – it was KOLLER's discovery at the end of the first year of its existence which called the world's attention to the Second University Clinic of Ophthalmology. Shortly thereafter, when Ernst FUCHS, disciple of ARLT, became its chairman, a *Praeceptor mundi* – as Hans LAUBER (1876–1952) called him – was teaching at the Second University Clinic of Ophthalmology in Vienna.
It was the aim of a small exhibition at the Institute of the History of Medicine to illustrate the history of the hundred-year-old Second University Clinic of Ophthalmology, Vienna. This exhibit is documented in the following pictures, to which a short introduction has been added.

beitern Friedrich DIMMER (1855–1926) und Edmund BOCHNER, die auch schon JAEGERS Assistenten[43] waren, daß sie ihn bei seinen Untersuchungen gefördert hätten. Schließlich hat REUSS bis Oktober 1884 an der II. Augenklinik zwei Staphylomoperationen, einige Iridektomien und Staroperationen nach GRAEFE und zwei Linearextraktionen vorgenommen, ohne daß die Patienten über Schmerzen klagten.[44]

Konnte dieser Klinik schon Eduard JAEGER als sein persönliches Erbe diagnostische Pionierleistungen hinterlassen, denen über viele Jahrzehnte hinaus nichts Vergleichbares an die Seite zu setzen war, so hat die Entdeckung KOLLERS am Ende des ersten Jahres ihres Bestehens die Aufmerksamkeit der Welt auf die II. Universitäts-Augenklinik gezogen. Nachdem kurze Zeit darauf Ernst FUCHS, der Schüler ARLTS, ihr Vorstand geworden war, lehrte an der II. Universitäts-Augenklinik in Wien bereits ein Praeceptor mundi, wie diesen wieder Hans LAUBER (1876–1952), ein Enkelschüler von Eduard JAEGER, genannt hat.

Die Geschichte dieser hundertjährigen Klinik aufzuzeigen, war die Aufgabe einer kleinen Ausstellung im medizinhistorischen Institut. Die nun folgende Dokumentation, weitgehend aus den Mitteln des Wiener medizinhistorischen Instituts erstellt, zeigt nach einer kurzen Einleitung die hier aufbewahrten Erinnerungsstücke aus der Geschichte der II. Universitäts-Augenklinik in Wien.

LITERATUR

1 PUSCHMANN, TH.: Die Medicin in Wien während der letzten 100 Jahre. Wien 1884. S. 308 und 315.
2 Österreichisches Staatsarchiv – Allgemeines Verwaltungsarchiv (künftig AVA), Unterricht Zl. 16.930/1883, Beilage zu Zl. 18.238/1883 – 4 G Med. Jaeger von Jaxtthal.
3 LESKY, E.: Die Wiener medizinische Schule im 19. Jahrhundert. 2. Aufl., Graz–Köln 1978, S. 82.
4 AVA – Unterricht, Zl. 5492/1849 – 4 G Med. Augenklinik.
5 HIRSCHBERG, J.: Die Augenheilkunde in der Neuzeit. Buch 3, Abschn. 25. In: Graefe–Saemisch, Handb. d. ges. Augenheilk., 2. Aufl., Bd. 15/2. Berlin 1918. S. 410.
6 Zit. Anm. 2.
7 Universitätsarchiv (künftig UA) – Fakultätsakten d. Med. Fakultät, Zl. 336/a.1883-05-02.
8 UA – Fakultätsakten d. Med. Fak., Zl. 336/a.1883-05-03.
9 JAEGER, E.: Ein freies Wort über medicinische Unterrichts- und Prüfungsnormen. Leipzig 1867. S. 21.
10 Zit. Anm. 8.
11 Zit. Anm. 7.
12 Zit. Anm. 5. S. 385.
13 JAEGER, E.: Ueber Staar und Staaroperationen nebst anderen Beobachtungen und Erfahrungen. Wien 1854. S. 88–89, Tafeln I und II.
14 JAEGER, E.: Ergebnisse der Untersuchung des menschlichen Auges mit dem Augenspiegel. Sb. Ak. Wiss. math.-naturw. Kl. 15, 1855, 319–344, Tafeln I–VIII.
15 JAEGER, E.: Ophthalmoskopischer Hand-Atlas. Wien 1869. S. V.
16 FUCHS, E.: Ungedrucktes Manuskript seiner Rede anläßlich der Aufstellung des Denkmales von Eduard Jaeger in den Arkaden der Universität Wien am 28. Februar 1910.
17 Zit. nach MAUTHNER, L.: Gedenkrede auf Prof. Eduard von Jaeger. Wien. med. Bl. 7 (1884), 1407–1412.
18 Zit. Anm. 15. S. VIII.
19 JAEGER, E.: Ergebnisse der Untersuchung mit dem Augenspiegel unter besonderer Berücksichtigung ihres Werthes für die allgemeine Pathologie. Wien 1876. S. 196.
20 JAEGER, E.: Die Diagnose der Blutkrankheiten (Haematonosen) mittelst des Augenspiegels. Wien. med. Wschr. 33 (1883), 237–241, 274–277, 311–315.
21 Zit. Anm. 19. S. 13 f.
22 HELMHOLTZ, H.: Beschreibung eines Augen-Spiegels zur Untersuchung der Netzhaut im lebenden Auge. Berlin 1851. S. 34.
23 Zit. Anm. 3. S. 229.
24 JAEGER, E.: Über die Blutbewegung im menschlichen Auge. Wien. med. Wschr. 4 (1854) 36–39, 51–54, 64–71.
25 HIRSCHBERG, J.: Die Augenheilkunde in der Neuzeit. Buch 3, Abschn. 24. In: Graefe-Saemisch, Handb. d. ges. Augenheilk., 2. Aufl., Bd. 15/1, Berlin 1918. S. 99.
26 Zit. Anm. 16.
27 JAEGER, E.: Über die Einstellungen des dioptrischen Apparates im menschlichen Auge. Wien 1861. S. 148 f. und 142–143 (Tabelle XIII).
28 Zit. Anm. 27. S. 138.
29 Zit. Anm. 5. S. 298.
30 JAEGER, E.: Ueber die Behandlung des grauen Staares an der ophthalmologischen Klinik der Josephs-Akademie. Diss. Wien 1844.

REFERENCES

1 PUSCHMANN, TH.: Die Medicin in Wien während der letzten 100 Jahre. Vienna, 1884. pp. 308, 315.
2 Austrian State Archives – Administrative Archives (from now on cited: AVA), Education, No. 16.930/1883, Supplement to No. 18.238/1883 – 4 G Med. Jaeger von Jaxtthal.
3 LESKY, E.: The Vienna Medical School of the 19th Century. Baltimore and London, 1976, p. 61 f.
4 AVA – Education, No. 5492/1849 – 4 Med. Clinic of Ophthalmology.
5 HIRSCHBERG, J.: Die Augenheilkunde in der Neuzeit. Book 3, Section 25. In: Graefe–Saemisch, Handb. d. ges. Augenheilk. 2nd ed., vol. 15/2, Berlin 1918. p. 410.
6 Cited in reference 2.
7 University Archives (from now on cited: UA) – Documents of the Medical Faculty, No. 336/a.1883-05-02.
8 UA – Documents of the Medical Faculty, No. 336/a.1883-05-03.
9 JAEGER, E.: Ein freies Wort über medicinische Unterrichts- und Prüfungsnormen. Leipzig, 1867. p. 21.
10 Cited in reference 8.
11 Cited in reference 7.
12 Cited in reference 5, p. 385.
13 JAEGER, E.: Ueber Staar und Staaroperationen nebst anderen Beobachtungen und Erfahrungen. Vienna, 1854, pp. 88–89, plates 1 and 2.
14 JAEGER, E.: Ergebnisse der Untersuchung des menschlichen Auges mit dem Augenspiegel. Sitzber. Akad. Wiss. math.-naturw. Kl. 15, 1855, 319–344, plates I–VIII.
15 JAEGER, E.: Ophthalmoskopischer Hand-Atlas. Vienna 1869. p. V.
16 FUCHS, E.: Unpublished manuscript of his speech on the occasion of the unveiling of the monument to Eduard Jaeger in the arcade of the university of Vienna on February 28, 1910.
17 Cited in MAUTHNER, L.: Gedenkrede auf Prof. Eduard von Jaeger. Wien. med. Bl. 7 (1884), 1407–1412.
18 Cited in reference 15, p. VIII.
19 JAEGER, E.: Ergebnisse der Untersuchung mit dem Augenspiegel unter besonderer Berücksichtigung ihres Werthes für die allgemeine Pathologie. Vienna, 1876, p. 196.
20 JAEGER, E.: Die Diagnose der Blutkrankheiten (Haematonosen) mittelst des Augenspiegels. Wien. med. Wschr. 33 (1883), 237–241, 274–277, 311–315.
21 Cited in reference 19, p. 13 f.
22 HELMHOLTZ, H.: Beschreibung eines Augen-Spiegels zur Untersuchung der Netzhaut im lebenden Auge. Berlin, 1851, p. 34.
23 Cited in reference 3, p. 201.
24 JAEGER, E.: Über die Blutbewegung im menschlichen Auge. Wien. med. Wschr. 4 (1854) 36–39, 51–54, 64–71.
25 HIRSCHBERG, J.: Die Augenheilkunde in der Neuzeit. Book 3, Section 24. In: Graefe-Saemisch, Handb. d. ges. Augenheilk. 2nd ed., vol. 15/1, Berlin, 1918, p. 99.
26 Cited in reference 16.
27 JAEGER, E.: Über die Einstellungen des dioptrischen Apparates im menschlichen Auge. Vienna, 1861. pp. 148 f. and 142–143 (tab. XIII).
28 Cited in reference 27, p. 138.

[31] JAEGER, E.: Der Hohlschnitt. Eine neue Staar-Extractions-Methode. Wien 1873.
[32] Zit. Anm. 13.
[33] KLEIN-BÄRINGER, S.: Gedenkrede zu Ehren Prof. Eduard von Jaegers. Wien. klin. Wschr. 23 (1910) 410–413.
[34] JAEGER, E.: Beiträge zur Pathologie des Auges. Bd 1–2. Wien 1855–1870.
[35] Zit. Anm. 16.
[36] Zit. Anm. 16.
[37] ADLER, H.: Eduard Jaeger †. 5. Juli 1884. Mitt. d. Wien. med. Dokt. koll. 15 (1884) Sonderdruck.
[38] UA – Fakultätsakten d. Med. Fakultät, Zl. 594/a.1884-06-20.
[39] KOLLER, K.: Ueber die Verwendung des Cocain zur Anästhesirung am Auge. Wien. med. Wschr. 34 (1884), 1276–1278, 1309–1311.
[40] SCHROFF, C.: Vorläufige Mittheilungen über Cocain. Wbl. Zschr. GdÄ 18 (1862), 233–237, 241–246, 249–255, 261–264, 268–272.
[41] MELLER, J.: Gedenkworte zum 50. Jahrestage des Vortrages von Dr. Karl Koller über das Kokain vor der Gesellschaft der Ärzte in Wien. Wien. klin. Wschr. 47 (1934), 1313–1317.
[42] FISCHER, I.: Geschichte der Gesellschaft der Ärzte in Wien 1837–1937. Wien 1938.
[43] UA – Fakultätsakten d. Med. Fakultät, Zl. 30/a.1883-10-22.
[44] Zit. Anm. 39. S. 1310 f.

[29] Cited in reference 5, p. 298.
[30] JAEGER, E.: Ueber die Behandlung des grauen Staares an der ophthalmologischen Klinik der Josephs-Akademie. Dissertation, Vienna 1844.
[31] JAEGER, E.: Der Hohlschnitt. Eine neue Staar-Extractions-Methode. Vienna, 1873.
[32] Cited in reference 13.
[33] KLEIN-BÄRINGER, S.: Gedenkrede zu Ehren Prof. Eduard von Jaegers. Wien. klin. Wschr. 23 (1910) 410–413.
[34] JAEGER, E.: Beiträge zur Pathologie des Auges. Vol. 1–2, Vienna, 1855–1870.
[35] Cited in reference 16.
[36] Cited in reference 16.
[37] ADLER, H.: Eduard Jaeger †. 5. Juli 1884. Mitt. d. Wien. med. Dokt. koll. 15 (1884). Off-print.
[38] UA – Documents of the Medical Faculty, No. 594/a.1884-06-20.
[39] KOLLER, K.: Ueber die Verwendung des Cocain zur Anästhesirung am Auge. Wien. med. Wschr. 34 (1884) 1276–1278, 1309–1311.
[40] SCHROFF, C.: Vorläufige Mittheilungen über Cocain. Wbl. Zschr. GdÄ 18 (1862) 233–237, 241–246, 249–255, 261–264, 268–272.
[41] MELLER, J.: Gedenkworte zum 50. Jahrestage des Vortrages von Dr. Karl Koller über das Kokain vor der Gesellschaft der Ärzte in Wien. Wien. klin. Wschr. 47 (1934) 1313–1317.
[42] FISCHER, I.: Geschichte der Gesellschaft der Ärzte in Wien 1837–1937. Vienna, 1938.
[43] UA – Documents of the Medical Faculty, No. 30/a.1883-10-22.
[44] Cited in reference 39, pp. 1310 f.

Dem Wunsche des gegenwärtigen Vorstandes der II. Universitäts-Augenklinik in Wien, Prof. Dr. Hans SLEZAK, entsprechend, wurde versucht, an einigen Objekten die Entwicklung der Klinik seit ihrer Gründung vor hundert Jahren bis zu Karl David LINDNER (1883–1961) darzustellen. Handschriften, Zeichnungen, Originalphotographien, Erstpublikationen und eine große Anzahl von historischen Instrumenten sollen nicht nur den Teil der Entwicklung der Augenheilkunde dokumentieren, der von dieser Klinik seinen Ausgang nahm, sondern auch etwas von dem oft durch äußere Schwierigkeiten ungebrochenen Leistungswillen einzelner Kliniker aufzeigen. War doch jede „objektive Tatsache" der modernen Medizin einmal das „subjektive Erlebnis" eines Forschers.

Die großzügige Bereitstellung von Erinnerungsstücken der Nachkommen des ersten Klinikvorstandes und die Mittel des Wiener medizinhistorischen Instituts ermöglichten diese kleine Ausstellung. Von einer Vollständigkeit der Dokumentation konnte auf diesem kleinen Raum keine Rede sein; sie wurde auch gar nicht angestrebt.

Etwas von der Tragik Eduard VON JAEGERS (1818–1884), des Ahnherrn dieser Klinik, wird offenbar, wenn man bedenkt, daß er älter war als Ignaz Philipp SEMMELWEIS (1818–1865) und daß dieser schon achtzehn Jahre tot war, als JAEGER erst zum Vorstand der II. Universitäts-Augenklinik ernannt wurde. Nur ein Dreivierteljahr durfte sich der von einer Lungentuberkulose gezeichnete Mann seinem neuen Amte widmen. Doch hinterließ er seiner Klinik ein Erbe, das sie bald nach ihrer Gründung zu einer der bedeutendsten der Welt gemacht hat. Kein zweiter seiner Zeitgenossen, auch nicht der geniale Albrecht VON GRAEFE (1828–1870), hat ihn in der Kunst übertroffen, die normale und pathologische Anatomie des Augenhintergrundes darzustellen.

Eine Fülle aus seinem Lebenswerk kann hier dokumentiert werden. Obwohl die meisten seiner Handzeichnungen den Einwirkungen des Zweiten Weltkrieges zum Opfer fielen, ist es doch einem glücklichen Zufall zu danken, daß ein von JAEGER im Jahre 1866 hergestelltes Originalaquarell in seinen verschiedenen Publikationen verfolgt werden konnte, in den „Beiträgen zur Pathologie des Auges", dem „Ophthalmoscopischen Hand-Atlas" und einer nach JAEGERS Tod im Jahre 1890 von Maximilian SALZMANN (1862–1954) veranstalteten Neuherausgabe dieses Werkes.

Einige der von JAEGERS Hand korrigierten Probeabzüge der Augenhintergrundbilder zeigen die Mühe, mit der er eine naturgetreue Farbdarstellung im Druck zu erreichen versuchte. Daß die Herstellung dieser Werke sein gesamtes Vermögen verschlang, sei nur am Rande erwähnt. Auch JAEGERS Wunsch, die Ophthalmoskopie in den Dienst der inneren Medizin zu stellen, kann hier durch mehrfache Originalpublikationen erhärtet werden. Er verglich wiederholt ihren Wert mit der physikalischen Diagnostik am Krankenbett. Aus Privatbesitz stammen JAEGERS Stethoskop sowie Briefe von Adalbert Stifter an seine Eltern, Schilderungen seines Charakters durch Handschriften seiner Mutter und seiner Schwester. Aus späterer Zeit soll ein Brief des Bruders der Kaiserin Elisabeth, des Augenarztes Karl Theodor HERZOG IN BAYERN (1839–1909), daran erinnern, daß JAEGER in diesem Falle als Lehrer, sonst aber vielfach als Hausarzt in Kreisen des altösterreichischen Hochadels geschätzt war. Für die Bescheidenheit JAEGERS spricht, daß manche seiner Patienten nicht ahnten, daß ihr ärztlicher Betreuer bei Allgemeinerkrankungen der bedeutendste Ophthalmoskopiker seiner Zeit war.

According to the wish of the present chairman of the Second University Clinic of Ophthalmology in Vienna, Professor Dr. Hans SLEZAK, we have attempted to show through an exhibition of objects the development of the clinic from its founding a hundred years ago up to the period under Karl David LINDNER (1883–1961). Manuscripts, drawings, original photographs, first publications and a great number of historical instruments were to document not only that part of the development of ophthalmology which originated at this clinic, but also show something of the iron will of certain clinicians faced with external difficulties. Every "objective fact" of modern medicine was at one time merely the "subjective experience" of a researcher, strange as it may seem.

The generous willingness of the descendants of the clinic's first chairman to display mementoes, and the means of the Institute of the History of Medicine have made this exhibit possible. No claim can be made to this being a complete documentation within this small space; these were not our intentions.

Something of the tragedy of Eduard VON JAEGER (1818–1884), the ancestor of the clinic, becomes apparent when one recalls that he was older than Ignaz Philipp SEMMELWEIS (1818–1865) and that the latter had already been dead for eighteen years when JAEGER was made chairman of the Second University Clinic of Ophthalmology. This man – befallen by tuberculosis – was able to devote himself to his new office for only three-quarters of a year. Nevertheless, he left his clinic an inheritance which had already made it one of the most famous in the world at the moment of its founding. None of his contemporaries, not even the brilliant Albrecht VON GRAEFE (1828–1870) surpassed his art of portraying the normal and pathological anatomy of the *ocular fundus*.

A wealth of his achievements have been documented here. Although most of JAEGER's drawings fell to the ravages of the Second World War, a coincidence is responsible for the fact that an original watercolor from 1866 can be discovered in various publications: in the "Contributions to the Pathology of the Eye", in the "Ophthalmoscopical Atlas" and in a new edition of this work published after Jaeger's death in 1890 by Maximilian SALZMANN (1862–1954).

Several of the drafts of the *ocular fundus* pictures corrected by JAEGER enable us to see the effort with which he tried to attain an accurate color print. The production of these works devoured his entire funds.

JAEGER's desire to see ophthalmoscopy in the services of internal medicine has been illustrated here in various original publications. He repeatedly compared its value with physical diagnosis at the sickbed. JAEGER's stethoscope has been in private hands as well as the letters of Adalbert Stifter to his parents, descriptions of this character in his mother's and in his sister's hand.

A letter of a later date from the brother of Empress Elisabeth, the ophthalmologist Karl Theodor HERZOG IN BAVARIA (1839–1909), shows that JAEGER – this time as teacher, but often as family doctor – was valued in circles of old Austrian upper nobility. It speaks for JAEGER's modesty that some of his patients had no idea that their general practitioner was the most significant ophthalmoscopist of his time.

Incidentally, along with other instruments one may see the original ophthalmoscope illuminated by an oil lamp with which JAEGER saw the *fundus* images which he later drew and painted.

Übrigens ist auch jener Original-Augenspiel ausgestellt, mit dem JAEGER bei Öllampenbeleuchtung die Fundusbilder sah, die er dann malte und zeichnete.
Wenige Wochen nach JAEGERS Tod ging aus der verwaisten Klinik die Entdeckung Carl KOLLERS (1857–1944), daß mit einer Cocainlösung der vordere Augenabschnitt anästhetisch gemacht werden könnte, hervor. Der von KOLLER dem Physiologen Sigmund EXNER (1846–1929) gewidmete Sonderdruck, einige Photographien und das Bild des damals supplierenden Leiters der Klinik, August REUSS (1841–1924), sind am Beginn jener Vitrine zu sehen, deren Schwerpunkt bereits die Gestalt von Ernst FUCHS (1851–1930) ist, der im Jahre 1885 von Lüttich nach Wien berufen wurde. Neben einem Brief an seinen alten Lehrer Ferdinand VON ARLT (1812–1887), in dem er über die neue Entdeckung pupillenverengender Pharmaka berichtet, steht hier im Mittelpunkt die erste Auflage seines Lehrbuches, das durch einige Jahrzehnte die „Bibel" aller Augenärzte blieb. Als Kliniker und Pathohistologe wird FUCHS hier ausgewiesen, aber auch als Schriftsteller und Initiator der Wiener klinischen Wochenschrift. Dies wird durch einen später von FUCHS an Julius WAGNER-JAUREGG (1857–1940) gerichteten Brief dokumentiert. Ein Unikat, das besondere Beziehung zur Gründung der jetzt hundertjährigen Klinik hat, ist das niemals veröffentlichte Manuskript der Rede von Ernst FUCHS, die er anläßlich der Enthüllung des JAEGER-Denkmals in den Arkaden der Universität gehalten hat. Das vielfach eigenhändig verbesserte Typoskript stammt aus dem Besitze der Urenkelin JAEGERS, von Dr. Gertrud HANN, die zugleich die Tochter der Bildhauerin ist, der wir jenes JAEGER-Relief danken, das im Jahre 1910 an einer Säule der Arkaden angebracht wurde.
Friedrich DIMMER (1855–1926), dem Schwager und Nachfolger von FUCHS an der II. Universitäts-Augenklinik, ist der Rest der Vitrine gewidmet mit seiner Arbeit über die Macula lutea und dem genial ersonnenen Apparat zur Photographie des Augenhintergrundes. DIMMER verkörperte wie kein zweiter die Verbindung beider Augenkliniken, war er doch Schüler von ARLT, JAEGER und FUCHS und nacheinander Vorstand beider Kliniken. Auch sein Nachfolger, Karl David LINDNER, war FUCHS-Schüler und verstand es, durch seine persönliche Integrität die Ereignisse von 1938 und 1945 zu überwinden. Seine wissenschaftlichen Leistungen werden durch die bakteriologischen Arbeiten dokumentiert, durch seine Trachombilder, durch sein Lehrbuch, wobei die Schwierigkeiten bei dessen Drucklegung noch durch einen launigen Brief an Adolf PURTSCHER (1882–1976) offengelegt werden.
Die Krankengeschichte seines eigenen Glaukoms weist auf LINDNERS hier nur angedeutete praktische Tätigkeit hin, und die etwa eine halbe Stunde vor seinem Tode angefertigte Photographie am Rednerpult bei einem Salzburger Kongreß schließt die Vitrine zum Gedächtnis Karl David LINDNERS ab.
Durch eine Leihgabe seitens des Österreichischen Staatsarchivs (Allgemeines Verwaltungsarchiv) ist diese kleine Dokumentation auch imstande, gewissermaßen die Geburtsurkunde der II. Universitäts-Augenklinik zu zeigen. Das von Kaiser Franz Joseph I. eigenhändig unterfertigte Schriftstück liegt neben dem Jugendbildnis Eduard JAEGERS von Dauthage.
Ein Aquarell des Tores Alserstraße 4 zum Wiener Allgemeinen Krankenhaus, das auch der Eingang zur Klinik ist, verbindet die Geschichte des 1984 zweihundertjährigen Wiener akademischen Spitals mit der unserer nun hundertjährigen II. Universitäts-Augenklinik.

Several weeks following JAEGER's death the discovery was made at the clinic by Carl KOLLER (1857–1944) that by using a cocaine solution the front part of the eye could be anaesthetized. The separate print of this article, which KOLLER dedicated to the physiologist Sigmund EXNER (1846–1929), several photographs and the picture of the provisional head of the clinic, August REUSS (1841–1924) should be seen in connection with the period dominated by the figure of Ernst FUCHS (1851–1930), who was called to Vienna from Liège in 1885. Beside a letter to his old teacher Ferdinand ARLT (1812–1887) in which he speaks of newly discovering the contracting influence on the pupil of pharmaceutical products, we see the first edition of his textbook which remained "the Bible" to all ophthalmologists for several decades. Fuchs is shown here as clinician and pathohistologist, but also as writer and initiator of the "Wiener klinische Wochenschrift". This can be documented by a later letter, written by FUCHS to Julius WAGNER-JAUREGG (1857–1940). One unique item which is particularly connected to the founding of the one-hundred-year-old clinic is an unpublished manuscript of the speech held by Ernst FUCHS on the occasion of the unveiling of the JAEGER monument in the arcade of the university. The type-script, with many corrections by FUCHS' own hand, was in the possession of JAEGER's great-granddaughter, Dr. Gertrud HANN, who is also the daughter of the sculptress who created the JAEGER-relief for a column in the arcade in 1910.
Several items are devoted to Friedrich DIMMER (1855–1926), the brother-in-law and successor of FUCHS at the Second University Clinic of Ophthalmology. We see his work on the *macula lutea* and the ingeniously devised apparatus to photograph the *ocular fundus*. DIMMER in a unique way personified the connection between the two clinics, being a student of ARLT, JAEGER and FUCHS and head of both clinics successively. His successor, too, Karl David LINDNER, had been a student of FUCHS', and he was able to overcome the events between 1938 and 1945 by virtue of his personal integrity. His scientific achievements are documented by his articles on bacteriology, by his pictures of trachoma and by his text book; the difficulties of its publication are revealed in a humorous letter to Adolf PURTSCHER (1882–1976).
The case history of LINDNER's own glaucoma hints at the realm of his practical activity. The photograph of LINDNER giving a speech to the Salzburg Congress was taken about half an hour before his death.
With the aid of pictures on loan from the Austrian State Archives (General Administrative Archive) this small documentation is in the position of presenting the "certificate of birth" of the Second University Clinic of Ophthalmology. The document signed by Emperor Francis Joseph I is presented beside a portrait of the young Eduard JAEGER by Dauthage. A watercolor of the gateway leading to the Vienna General Hospital at Alserstrasse 4, which is also the entrance to the clinic, combines the history of the academic hospital in Vienna, which two hundred years old in 1984, with our one-hundred-year-old Second University Clinic of Ophthalmology.

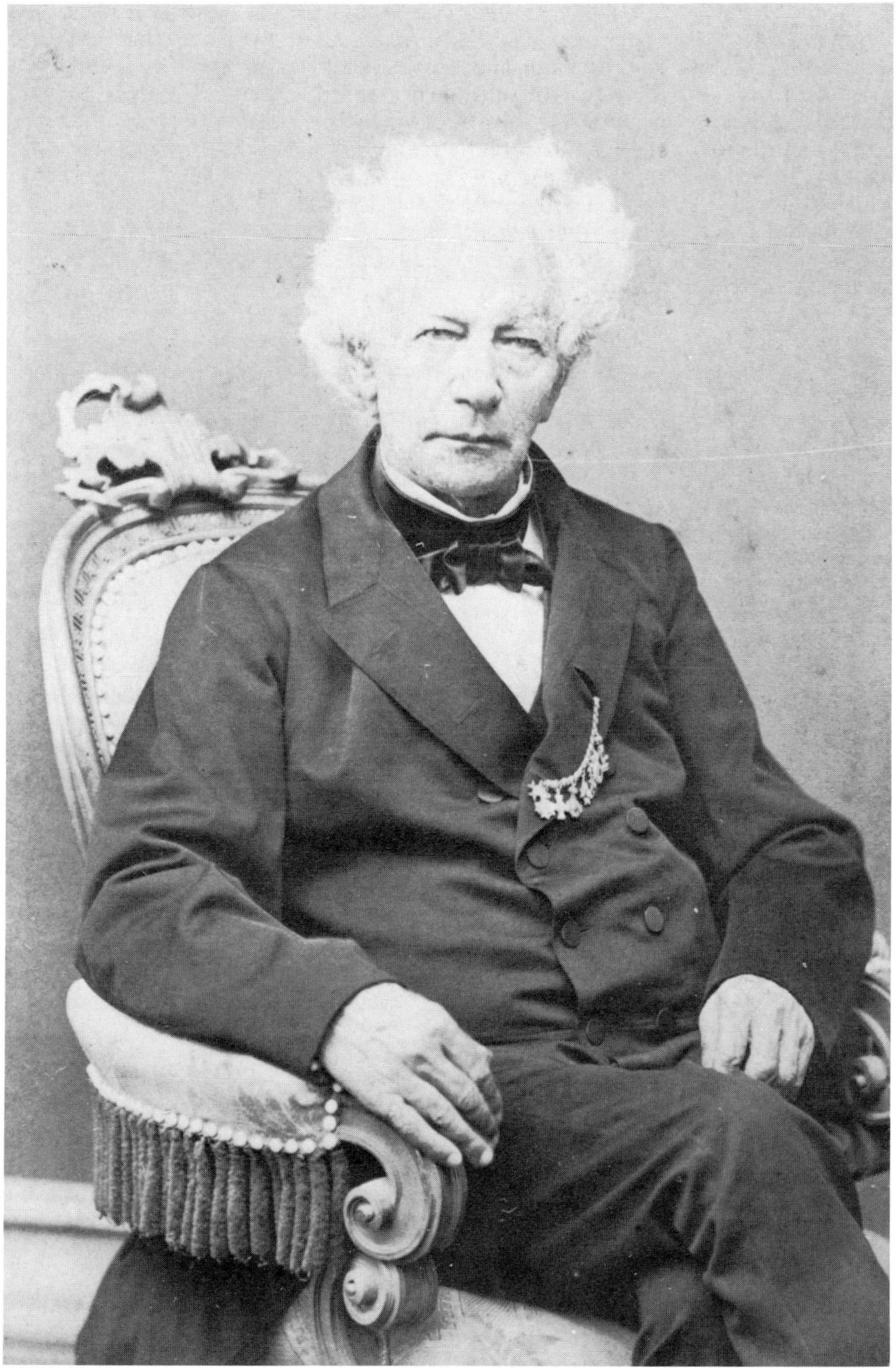

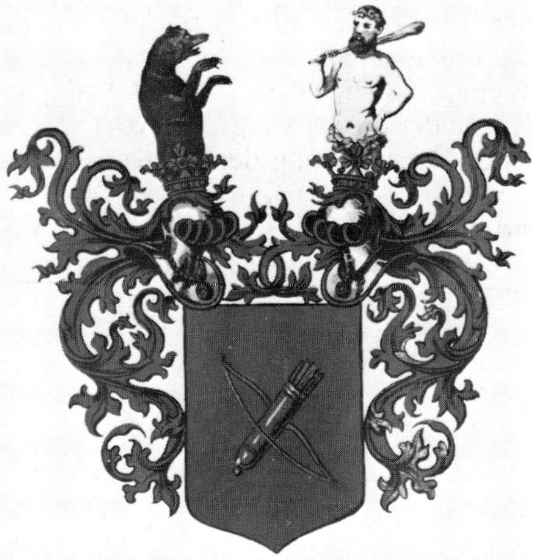

Photographie des Wappens der Familie Jaeger Ritter von Jaxtthal.

Photograph of the Jaeger Ritter von Jaxtthal coat-of-arms.

Friedrich Jaeger (1784–1871), der Vater Eduard Jaegers und Schwiegersohn Georg Josephs Beers. Professor für Augenheilkunde an der Josephs-Akademie von 1826 bis 1848. (Privatbesitz.)

Friedrich Jaeger (1784–1871), father of Eduard Jaeger and son-in-law of Georg Joseph Beer. Professor of ophthalmology at the Joseph's Academy from 1826 to 1848. (Privately owned.)

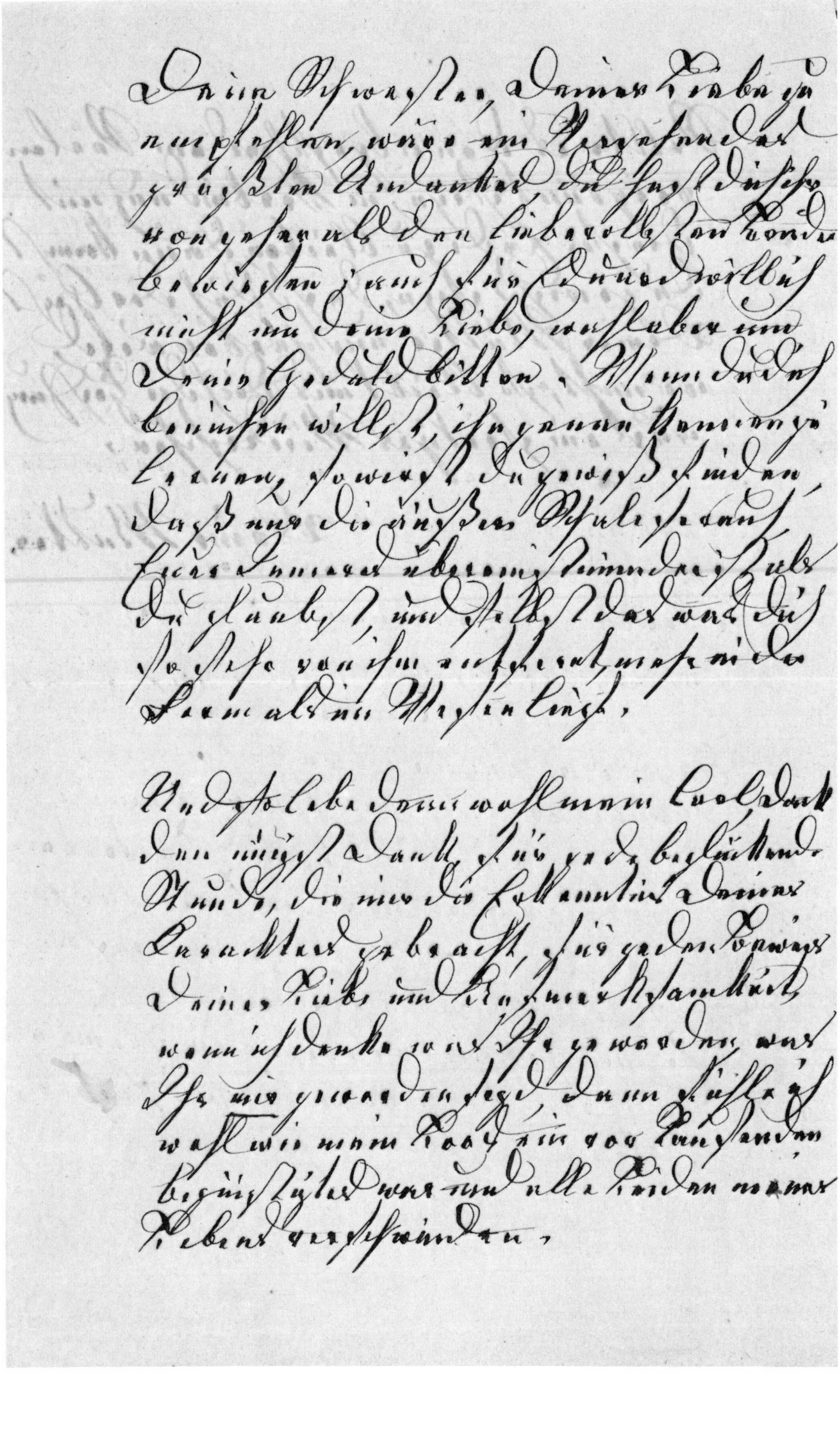

Seite aus einem handgeschriebenen Brief der Mutter Eduard Jaegers an ihren Sohn Carl mit Bemerkungen über Eduard, geschrieben an ihrem 80. Geburtstag. (Privatbesitz.)
„. . . Wenn Du Dich bemühen willst, ihn genau kennen zu lernen, so wirst Du gewiß finden, daß nur die äußere Schale rauh, Euer Inneres übereinstimmender ist als Du glaubst . . .“.

A page from a handwritten letter of Eduard Jaeger's mother to her son Carl containing comments about Eduard, written on her eightieth birthday. (Privately owned.)

Gedicht Adalbert Stifters anläßlich der Goldenen Hochzeit (1862) der Eltern Eduard Jaegers (Privatbesitz). Die Enkelkinder Friedrich Jaegers gratulierten damals im Schmuck des einstigen Brautkleides der Großmutter mit folgendem Gedicht:

Wir bringen einen goldnen Kranz
dem goldnen Tag zum Zeichen
Doch muß des Kranzes goldner Glanz
Dem Gold des Tages weichen.

Auch diese Blumen bringen wir
Was könnte schöner strahlen?
Und dieses schönen Tages Zier –
Wer könnt sie besser mahlen;

Und nur das Kleid aus alter Zeit
In welchem wir heut prangen
Das lassen wir zur Festlichkeit
Als besten Schmuck gelangen.

Seitdem es ward zuerst gesehn
Da kam so viele Freude
Für manche, die hier um uns stehn
Und so auch für uns beide.

Poem of Adalbert Stifter on the occasion of the Golden Wedding Anniversary (1862) of Eduard Jaeger's parents. (Privately owned.)

Unten: Handgeschriebener Brief Adalbert Stifters an die Mutter Eduard Jaegers. Linz, 21. Juni 1860. (Privatbesitz.)

Below: Handwritten letter from Adalbert Stifter to Eduard Jaeger's mother. Linz, June 21, 1860. (Privately owned.)

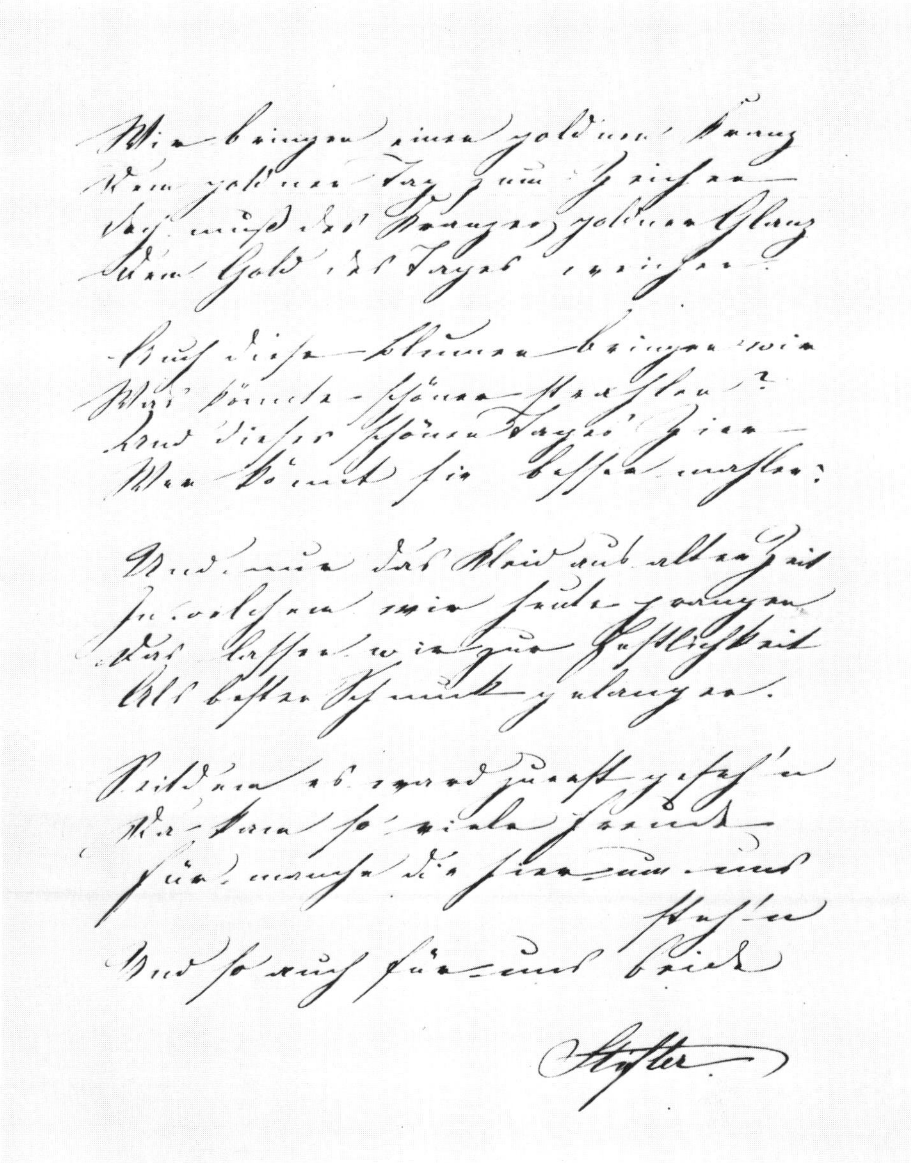

Wir bringen einen goldnen Kranz
Dem goldnen Tag zum Zeichen
Doch muß des Kranzes goldner Glanz
Dem Gold des Tages weichen.

Auch diese Blumen bringen wir
Was könnte schöner strahlen?
Und dieses schönen Tages Zier
Wer könnt sie besser mahlen;

Und nur das Kleid aus alter Zeit
In welchem wir heut prangen
Das lassen wir zur Festlichkeit
Als besten Schmuck gelangen.

Seitdem es ward zuerst gesehn
Da kam so viele Freude
Für manche die hier um uns stehn
Und so auch für uns beide

Stifter

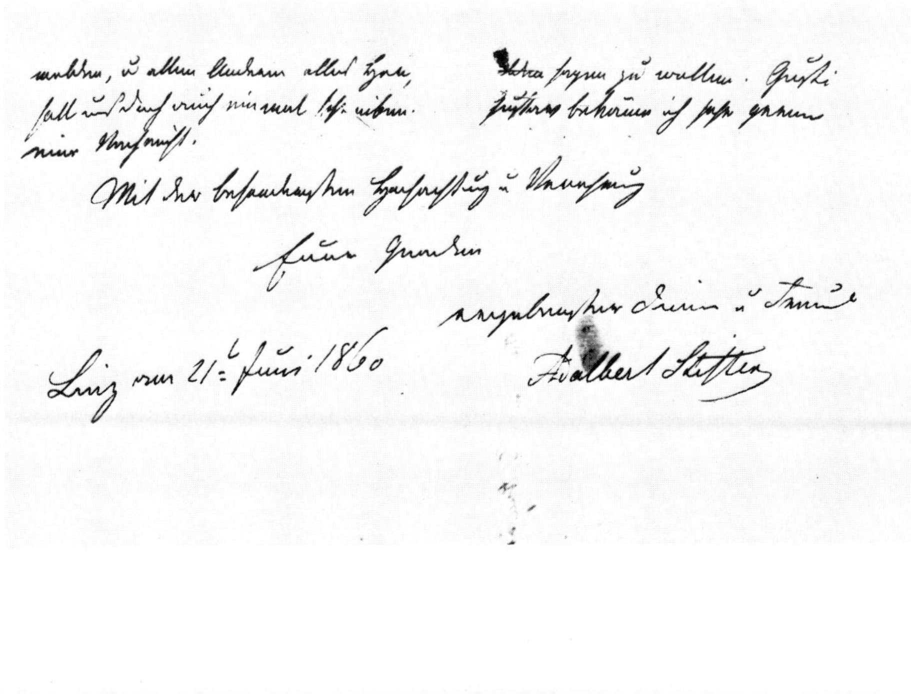

Linz am 21. Juni 1860

Adalbert Stifter

Ueber die Behandlung

des

grauen Staares

an der

ophthalmologischen Klinik

der

Josephs-Akademie.

Inaugural-Dissertation

von

Eduard Jaeger,

Doctor der Medicin und Chirurgie, Magister der Augenheilkunde und Geburtshilfe, k. k. Ober-Feldarzt, Assistent der Augenklinik an der Josephs-Akademie, Mitglied der med. Facultät in Wien.

Wien, 1844.

Gedruckt bei Carl Ueberreuter.

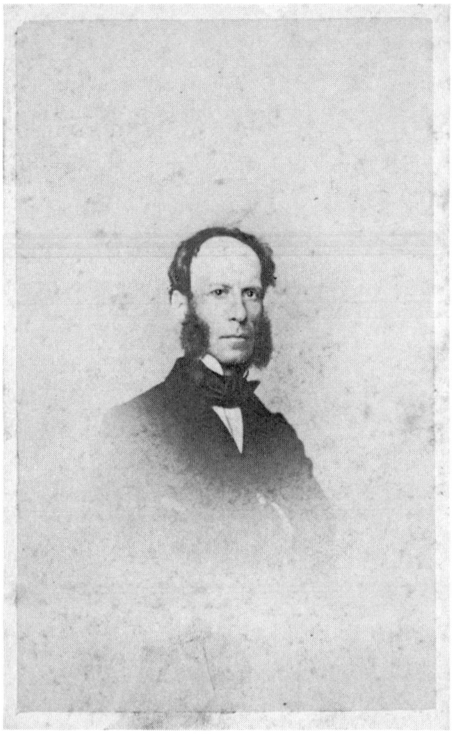

Ueber die sichtliche Blutbewegung im menschlichen Auge.

Von

Dr. Eduard Jaeger,

Privatdocent der Augenheilkunde in Wien.

Bei meinen bisherigen Untersuchungen mit dem Augenspiegel habe ich die Blutbewegung in der Retina unter viererlei Formen beobachtet, und zwar unter der Form des Arterien-, des Venenpulses, der Blutstauung, und der Blutcirculation innerhalb der Gefässe.

In Betreff der letzteren Form habe ich in meiner eben veröffentlichten Schrift: „über Staar und Staaroperationen etc." einen interessanten Fall der vollständig sichtbaren Circulation in sämmtlichen mittleren und grösseren Venen und Arterien der Retina umständlich mitgetheilt, und glaube daher, sie hier übergehen zu können.

I. Der Arterienpuls wurde bisher selten, sowohl an dem Stamme der arteria centralis wie auch an dessen Verzweigungen, jedoch stets nur im Bereiche des Sehnerven-Querschnittes beobachtet.

Derselbe charakterisirte sich durch eine stossweise gleichförmige Erweiterung des in der Sehnerven-Querschnittsebene verlaufenen Theiles der Arterie zur Zeit der Systole des Herzens, und ist somit isochronisch mit dem Pulse der übrigen Arterien des Körpers.

Das Gefäss schien sich hiebei nach allen Dimensionen gleichförmig zu erweitern, und zwar ohne dass eine erhebliche Veränderung in seinen Krümmungen beobachtet werden konnte.

Die Ausdehnung der Arterie mochte $1/3$ ihres Querdurchmessers betragen.

Die Erweiterung jeder Stelle des Stammes wie seiner Aeste erfolgte in demselben Momente; eine fortschreitende Wellenbewegung wurde nicht erkannt. Die Erweiterung des Gefässes geschah ungemein rasch, die Zusammenziehung langsamer; auf die Verengerung erfolgte allsogleich die Ausdehnung, so dass der Ruhepunkt

Links: Dissertation Eduard Jaegers, verfaßt an der Klinik seines Vaters an der Josephs-Akademie.

Left: Eduard Jaeger's dissertation, composed at the clinic of his father at the Joseph's Academy.

Rechts oben: Eduard Jaeger Ritter von Jaxtthal (1818–1884). (Privatbesitz.)

Top right: Eduard Jaeger Ritter von Jaxtthal (1818–1884). (Privately owned.)

Rechts unten: Eduard Jaegers Beschreibung der von ihm mit dem Augenspiegel wahrgenommenen Pulsationen im menschlichen Auge. (Vgl. Textteil.)

Bottom right: Eduard Jaeger's description of the pulsations he detected while examining the human eye with the ophthalmoscope. (Cf. text.)

Rechte Seite: Eduard Jaeger Ritter von Jaxtthal, Originalphotographie (1866). (Privatbesitz.)

Opposite page: Eduard Jaeger Ritter von Jaxtthal. Photograph taken in 1866. (Privately owned.)

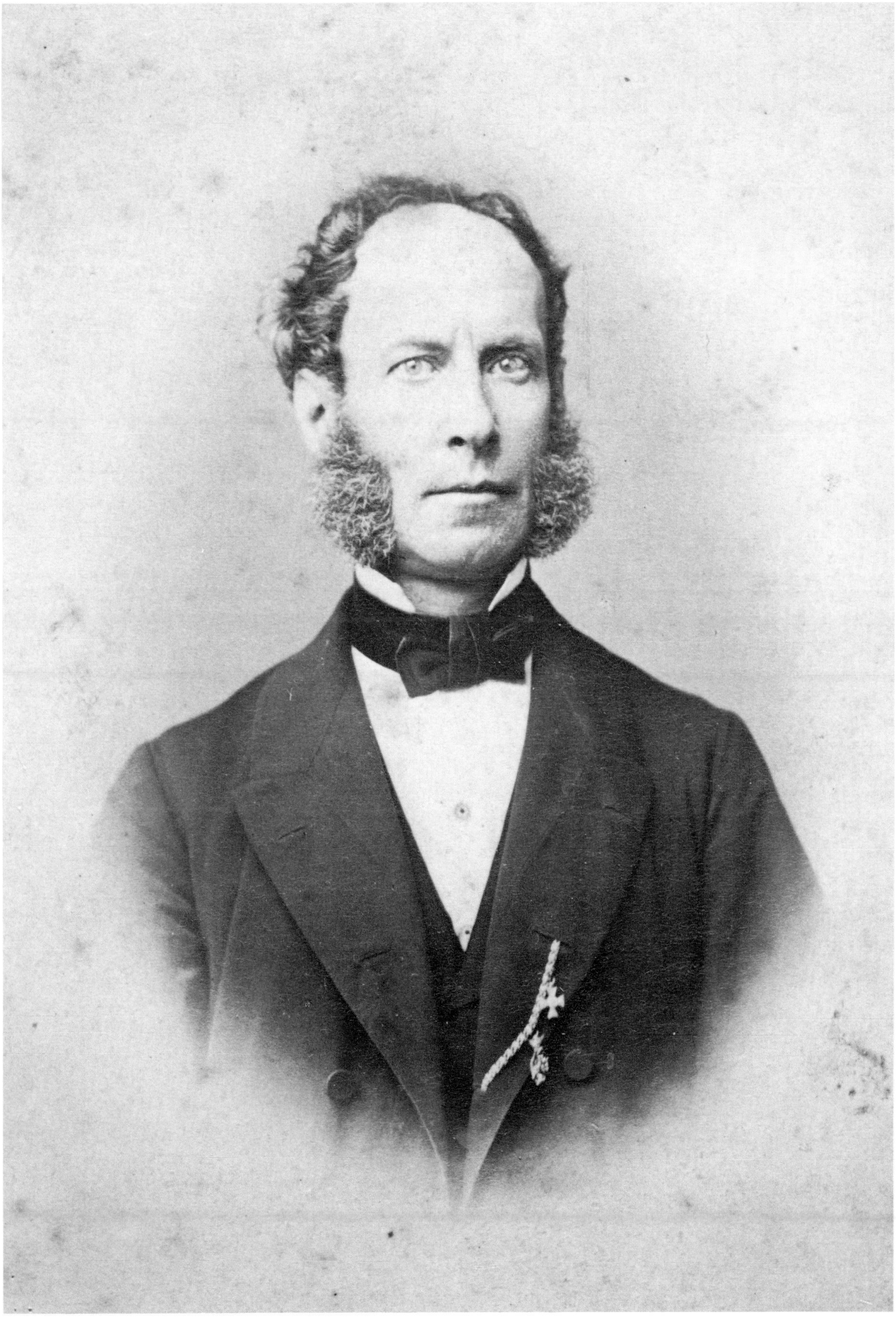

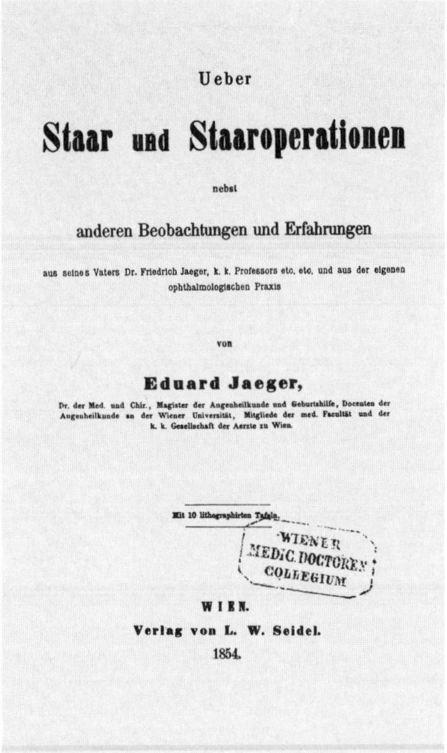
Ueber

Staar und Staaroperationen

nebst

anderen Beobachtungen und Erfahrungen

aus seines Vaters Dr. Friedrich Jaeger, k. k. Professors etc. etc. und aus der eigenen ophthalmologischen Praxis

von

Eduard Jaeger,

Dr. der Med. und Chir., Magister der Augenheilkunde und Geburtshilfe, Docenten der Augenheilkunde an der Wiener Universität, Mitgliede der med. Facultät und der k. k. Gesellschaft der Aerzte zu Wien.

Mit 10 lithographirten Tafeln.

WIEN.
Verlag von L. W. Seidel.
1854.

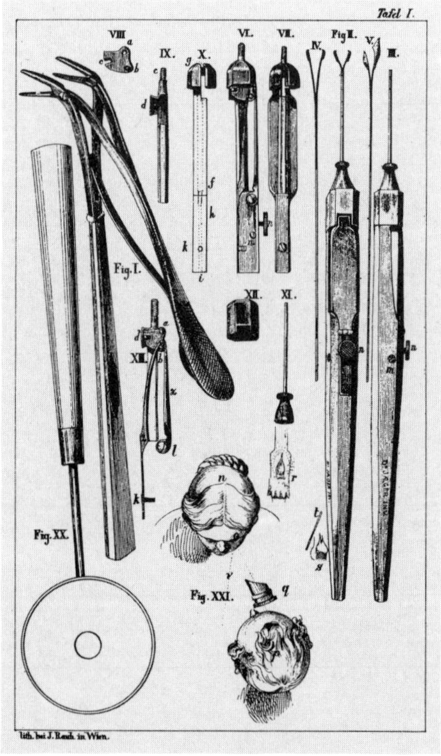

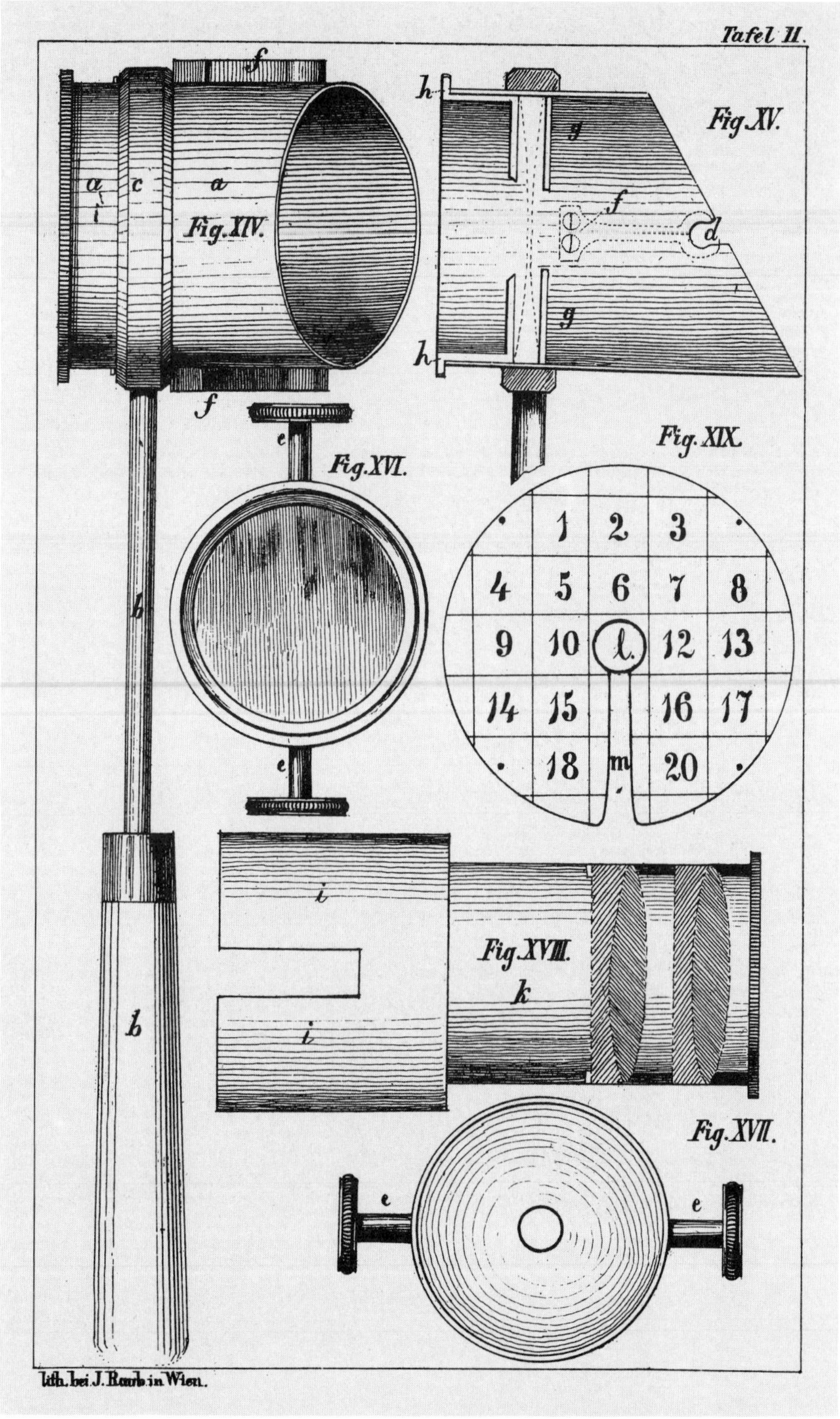

Links: Titelseite und Tafel 1 aus dem 1856 veröffentlichten Werk. U. a. Darstellung des augenspiegelnden Arztes und seiner Patientin (Fig. XXI: n soll den Kopf der Kranken, o das zu beobachtende Auge, p den Beobachter, q den Augenspiegel und r das Licht vorstellen).

Left: Title page and Table 1 from the work published in 1856; Fig. XXI: illustration of a physician using an ophthalmoscope on his patient. (Fig. XXI: n represents the head of the patient, o the eye to be examined, p the observer, q the ophthalmoscope and r the light.)

Rechts: Aus demselben Werk Tafel 2: Schematische Darstellung der Jaegerschen Modifikation des Helmholtzschen Augenspiegels.

Right: From the same work, Table 2: schematic drawing of Jaeger's modification of the ophthalmoscope by Helmholtz.

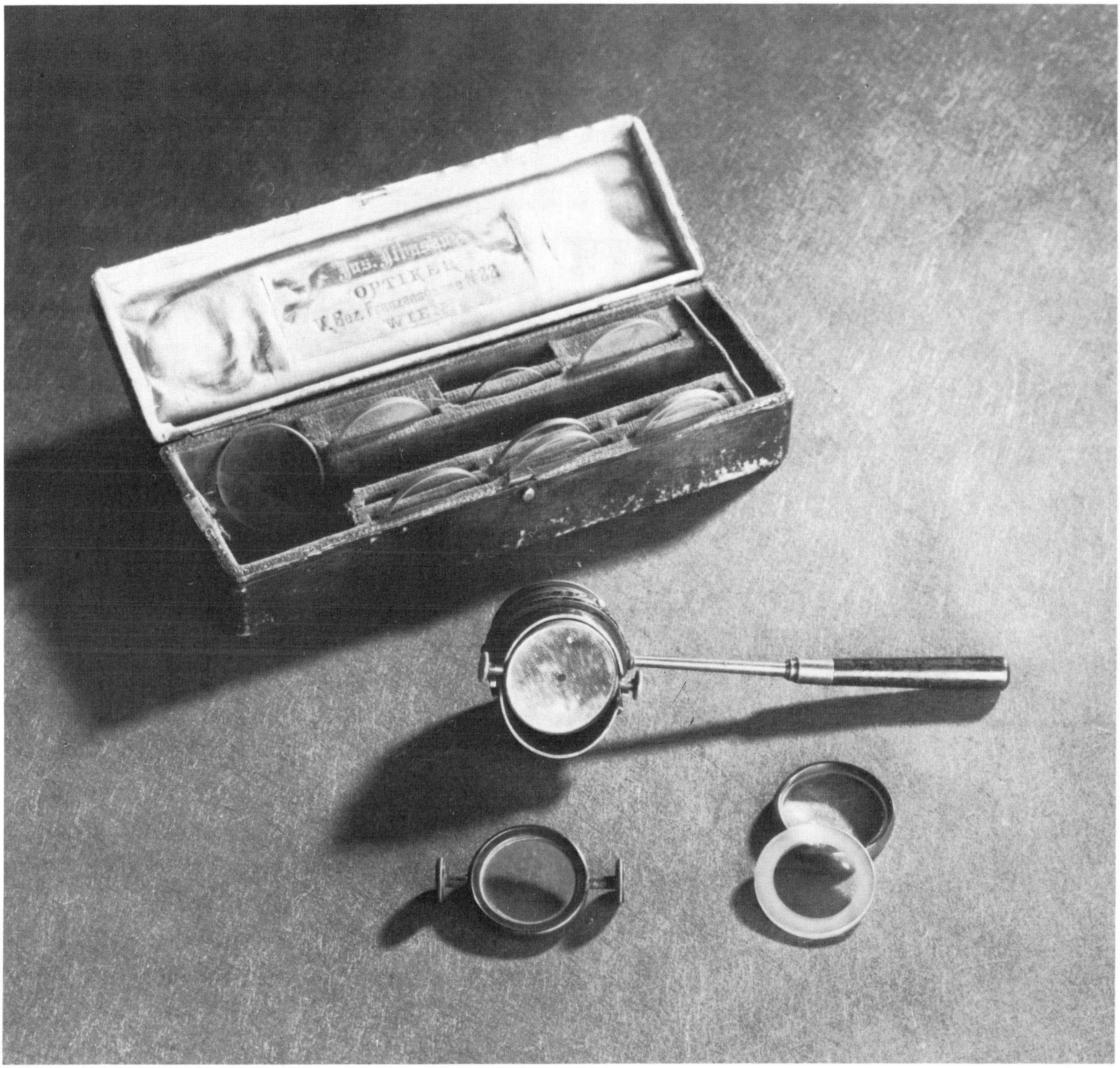

„Eduard Jaegers Augenspiegel, mit welchem seine berühmten Augenspiegelbilder bei Öllampenbeleuchtung (im aufrechten Bilde) gemalt wurden." So beschrieb Hans Adler (1843–1923), ein Schüler Jaegers, diesen Augenspiegel.

"Eduard Jaeger's ophthalmoscope with which his famous ophthalmoscope drawings (in the upright image) were painted by the light of an oil lamp." This is the way Hans Adler (1843–1923), a pupil of Jaeger, described this ophthalmoscope.

Die

Diagnose der Blutkrankheiten

(Hämatonosen)

mittelst des Augenspiegels.

Von

Eduard
Prof. v. Jaeger v. Jaxtthal
in Wien.

Wien 1883.

Verlag von L. W. Seidel & Sohn.

Druck der k. Wiener Zeitung.

— 21 —

Man wird hiebei gemeiniglich gegen die eigenen Fähigkeiten und schon erzielten Erfolge ungerecht, wenn man nicht schon in kurzer Zeit das erwünschte Ziel erreicht, wenn man in wenigen Wochen oder Monaten, selbst ein bis zwei Jahren das zu erreichen wähnt, wohin Andere nach einer durch Jahrzehnte fortgesetzten Uebung und Beobachtung gelangten.

Wie lange braucht man auf anderen Gebieten, um sich einen gewissen Grad von Fertigkeit und Erfahrung anzueignen. Wie viele Jahre der Uebung und des Studiums verwendet der Maler, der Tonkünstler etc. um eine anerkennungswerthe Leistung erzielen zu können; soll der Arzt allein seine Fertigkeit und Erfahrung im Fluge sich erwerben können?

Um gerecht zu sein, muss man zugeben, dass älteren Leuten die Aneignung einer genügenden Fertigkeit und Sicherheit in Verwendung des Augenspiegels für medizinische Zwecke oft sehr schwer fällt, ja unmöglich wird, da sie nun ihr Sehorgan in einer Verwendungsart benützen sollen, die sie ein ganzes Lebensalter hindurch nicht einmal versucht hatten.

Und dann, soll man älteren Männern, soll man ergrauten Männern zumuthen, gleich Anfängern in der Medizin wieder in die Schule zu gehen?

Andererseits, wer erscheint dazu mehr geeignet und berufen, eine neue Untersuchungsmethode und deren Ergebnisse zu prüfen, zu würdigen und im günstigen Falle sie in Lehre und Praxis einzuführen, als jene älteren Männer, welche durch Talent, Wissen und Erfahrung sich die allgemeine Anerkennung erworben und zu Autoritäten in ihrem Fache emporgeschwungen haben.

Als junger Arzt hatte ich schon ähnliche Verhältnisse durchlebt, als Skoda auf die Erfolge durch Stethoskop und Plessimeter hinwies. Zu dieser Zeit hatten nicht wenige der hervorragendsten älteren Aerzte dieser neuen Untersuchungsmethode jeden inneren Werth abgesprochen, deren Anwendung als zu schwierig und unpraktisch erklärt und ihrer Weiterverbreitung die möglichsten Hindernisse bereitet und doch wird Stethoskop und Plessimeter heutzutage von jedem Arzte gehandhabt.

Ebenso wird es früher oder später dem Augenspiegel ergehen und derselbe wird als medizinisches Untersuchungsinstrument viel häufiger in Anwendung gebracht werden und genauere Resultate erzielen, als Stethoskop und Plessimeter, da die Zahl jener eine bedeutend grössere ist, deren Leiden

Sonderdruck einer 1883 in der Wiener medizinischen Wochenschrift veröffentlichten Arbeit Eduard Jaegers, in der er ganz besonders auf die Bedeutung des Augenspiegels für die Diagnostik in der inneren Medizin hinwies. (Titelblatt und Seite aus dem Text.)

Separate print of an article by Eduard Jaeger published in 1883 in the "Wiener Medizinische Wochenschrift", in which he draws particular attention to the importance of using the ophthalmoscope for diagnosis in internal medicine (title page and text sample).

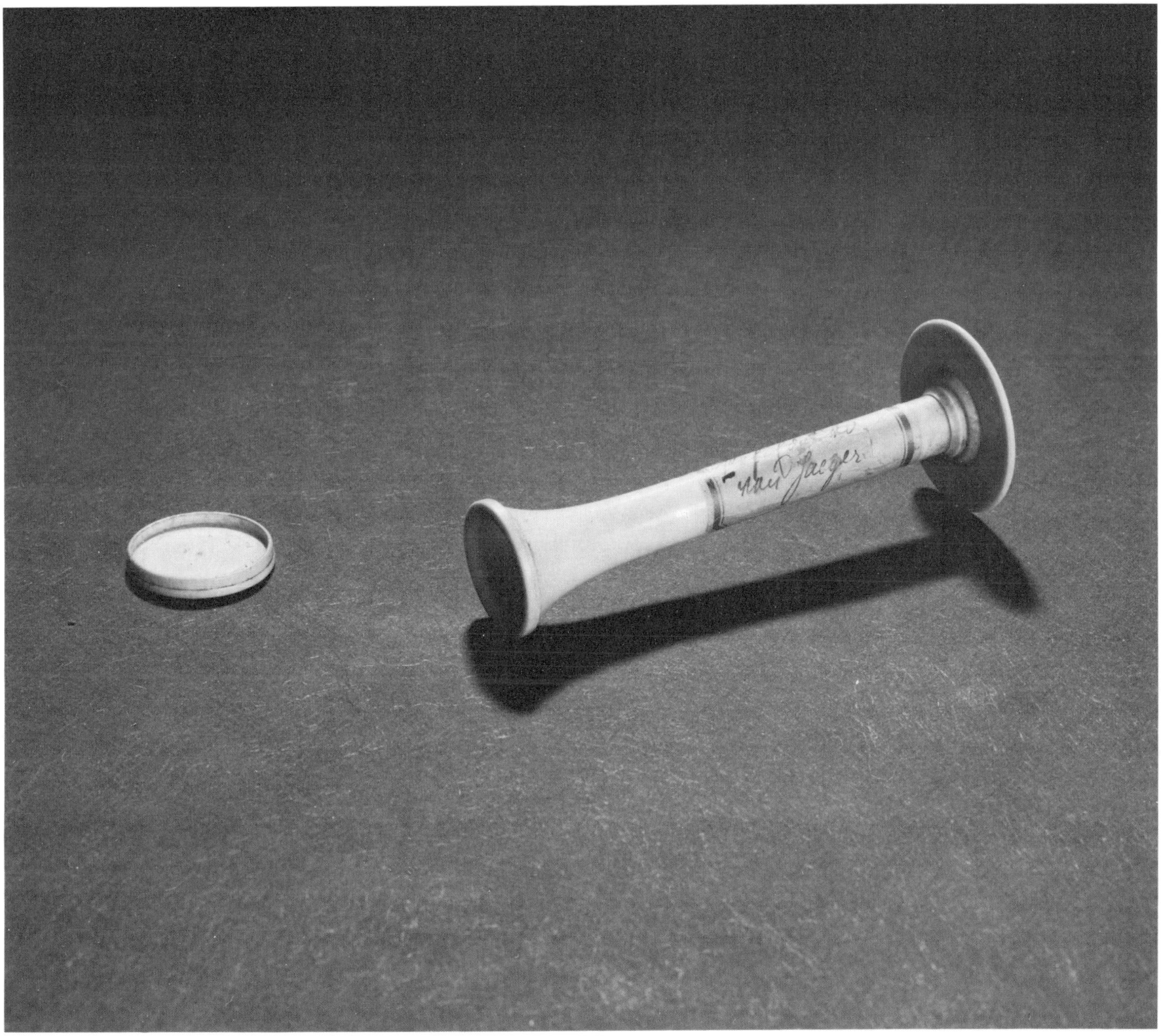

Stethoskop und Plessimeter Eduard Jaegers (Privatbesitz).

Eduard Jaeger's stethoscope and plessimeter. (Privately owned.)

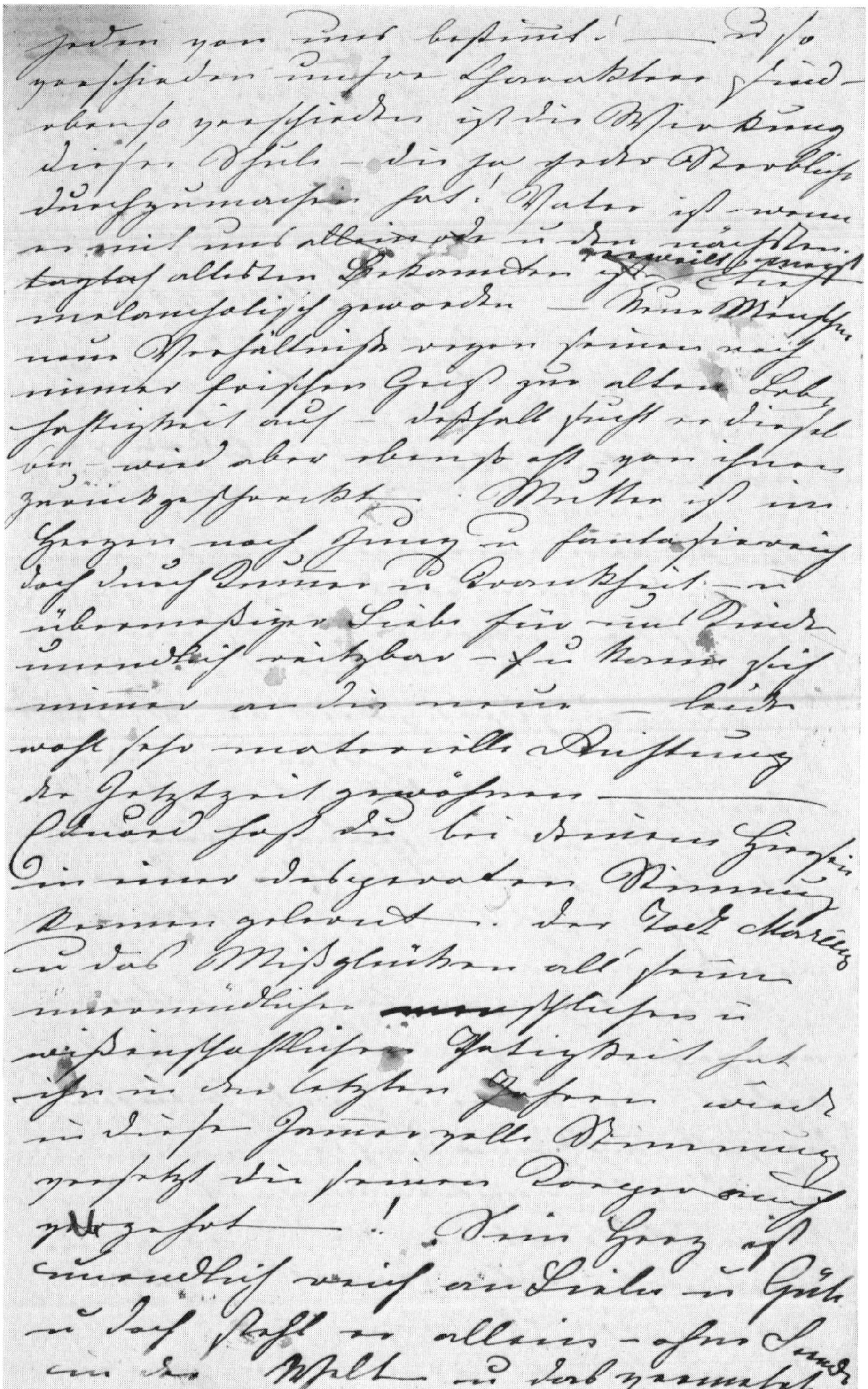

Brief von Auguste, der Schwester Eduard Jaegers, mit Charakterisierung seiner Persönlichkeit, 12. Juni 1865. (Privatbesitz):
„. . .Eduard hast Du bei Deinem Hiersein in einer desperaten Stimmung kennengelernt. Der Todt Mariens und das Mißglücken aller seiner unermüdlichen menschlichen und wissenschaftlichen Thätigkeit hat ihn in den letzten Jahren wieder in diese jammervolle Stimmung versetzt und seinen Körper aufgezehrt! Sein Herz ist unendlich reich an Liebe und Güte und doch steht er allein ohne Freunde in der Welt . . .“.

Letter by Auguste, Eduard Jaeger's sister, characterizing his personality. June 12, 1865. (Privately owned.)

Rechte Seite: Instrumentenkassette von Eduard Jaeger.
Unten: Einige der Instrumente in Großaufnahme.

Opposite page: Instrument cassette belonging to Eduard Jaeger.
Below: Some of the instruments in detail.

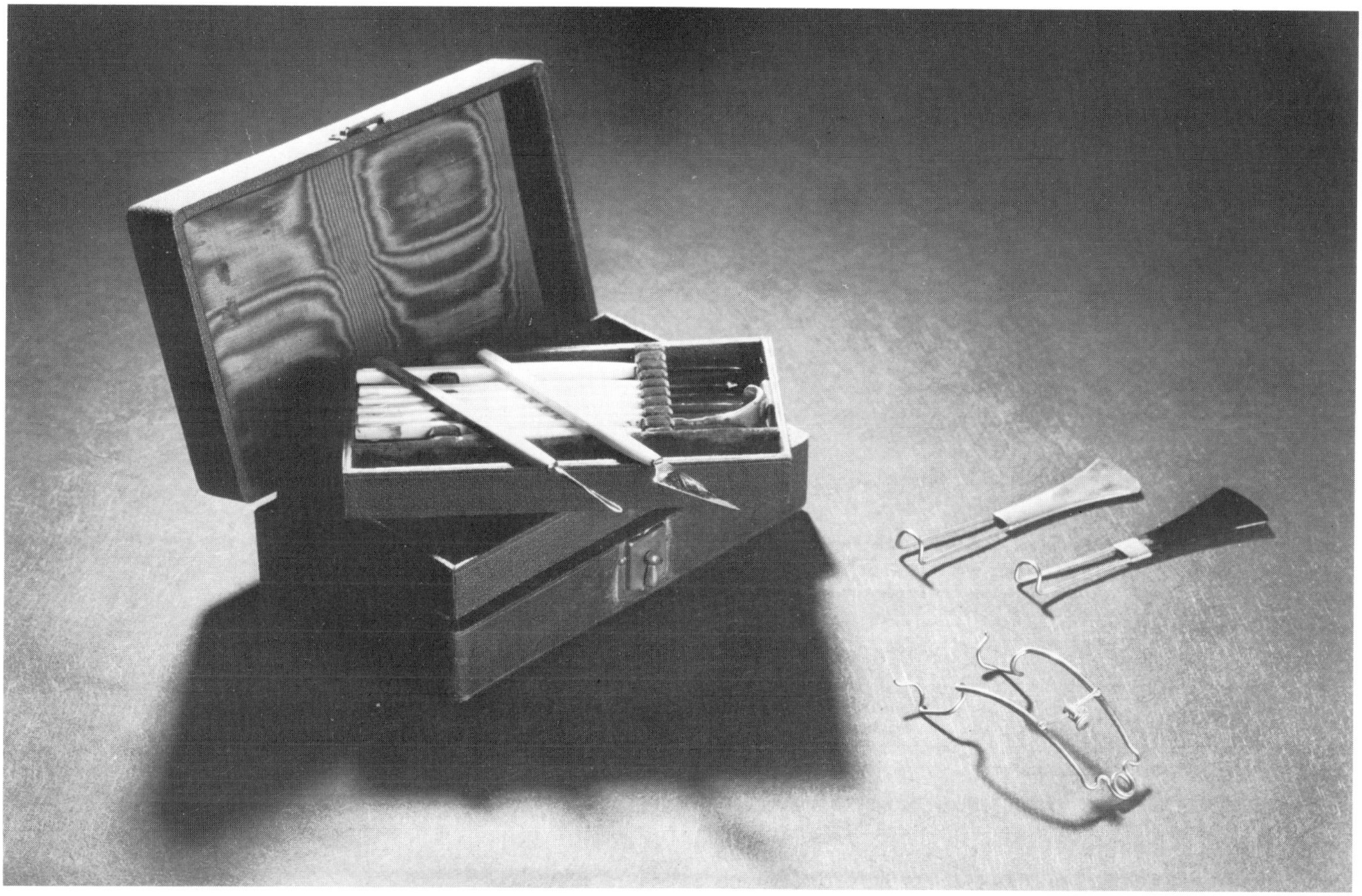

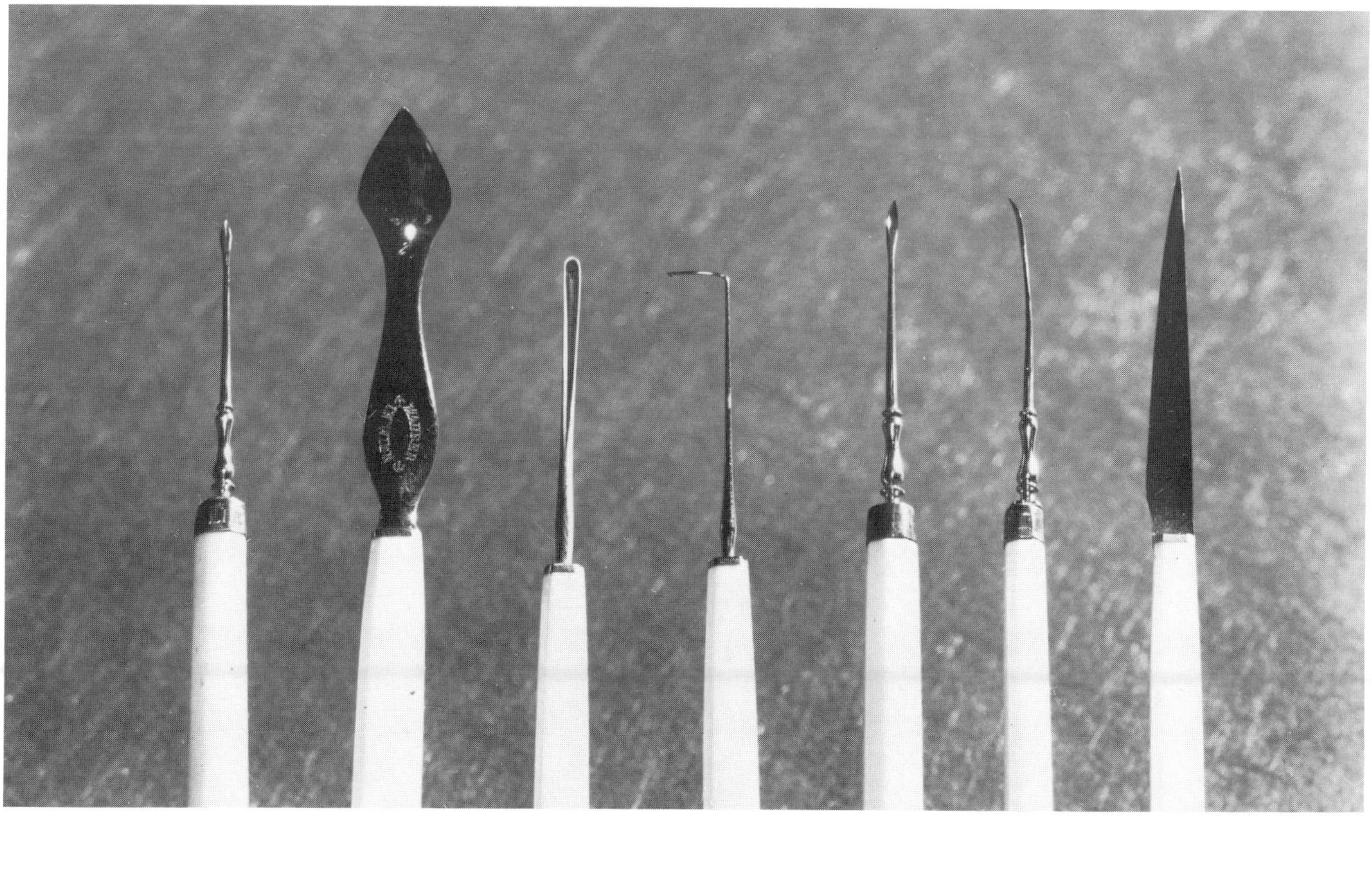

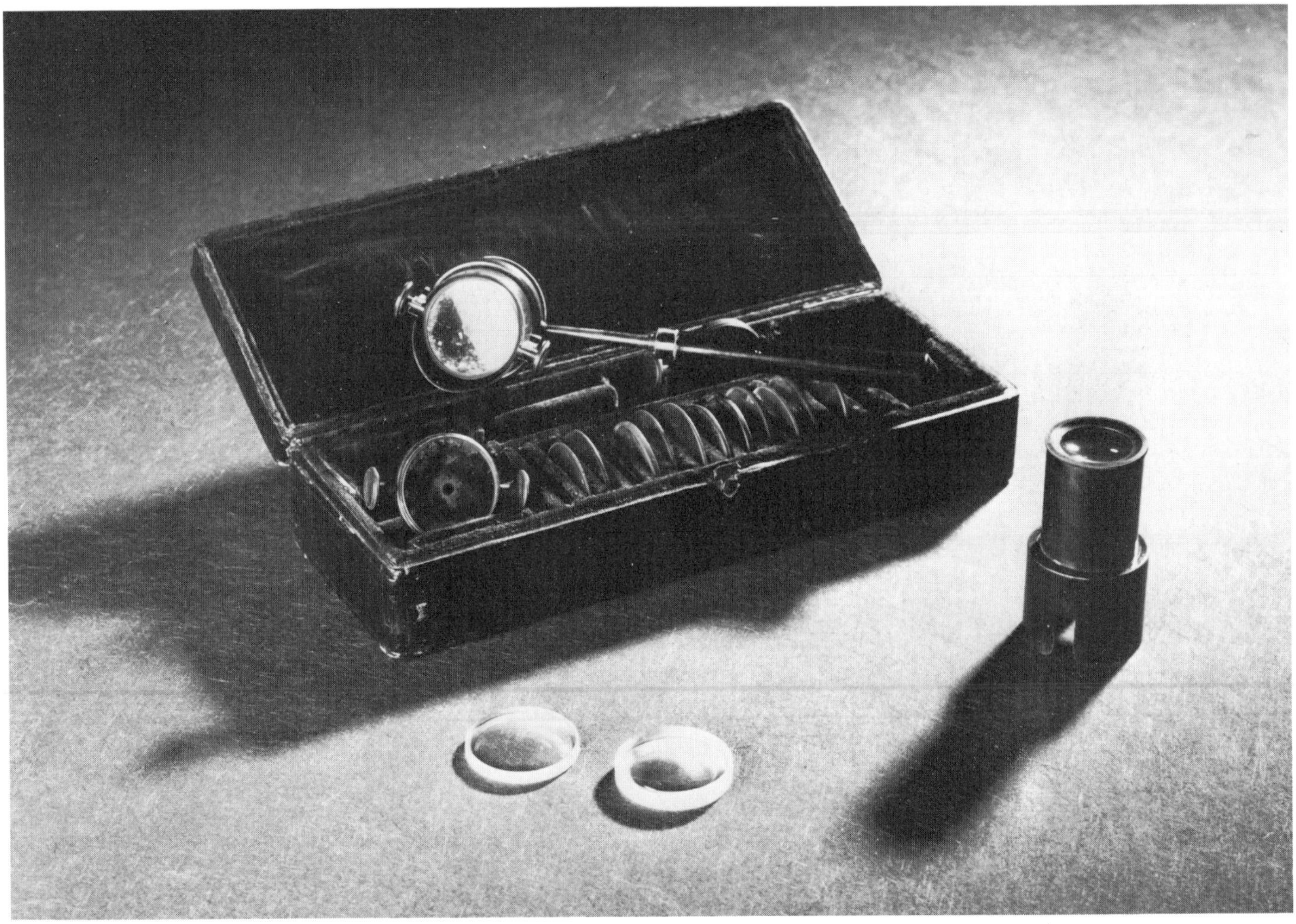

Oben: Augenspiegel nach Eduard Jaeger.

Above: Ophthalmoscope according to Eduard Jaeger.

Unten: Eduard Jaeger Ritter von Jaxtthal. Bildnis in mittleren Jahren.

Below: Eduard Jaeger Ritter von Jaxtthal. Portrait in middle age.

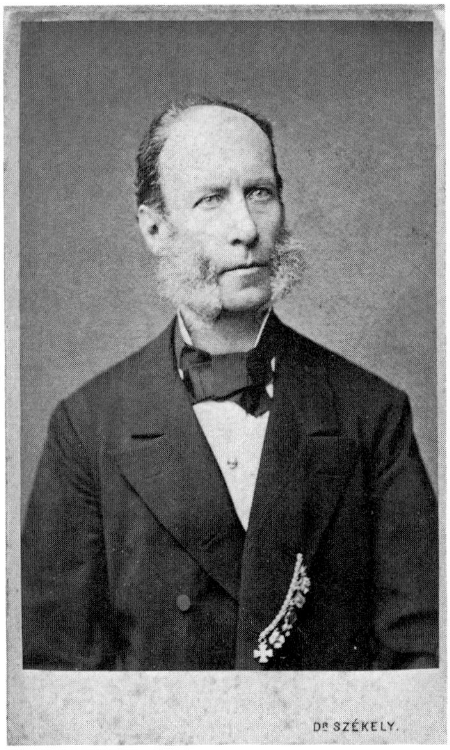

Rechte Seite: Korrekturabzug eines Augenhintergrundbildes (im Original mehrfarbig) mit handschriftlichen Anmerkungen Eduard Jaegers. (Privatbesitz.)

Opposite page: Proof of a drawing of the ocular fundus (variegated in the original) with notes in Eduard Jaeger's handwriting. (Privately owned.)

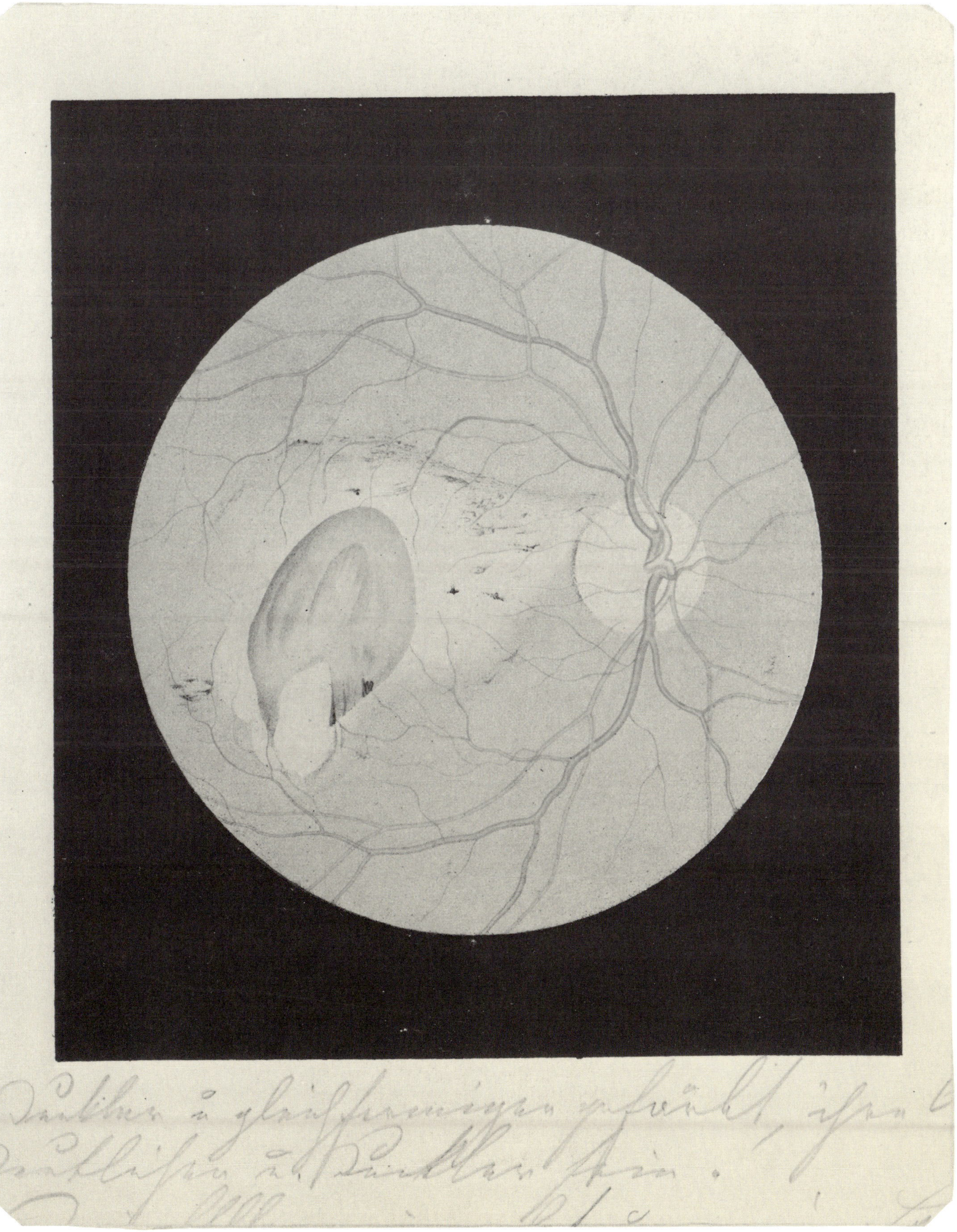

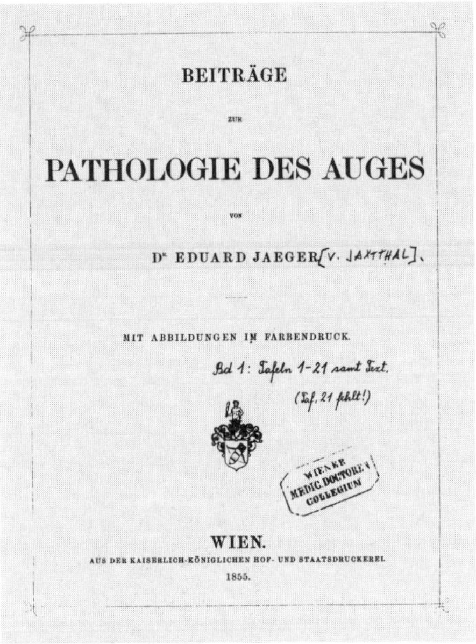
BEITRÄGE

ZUR

PATHOLOGIE DES AUGES

VON

Dr EDUARD JAEGER[v. JAXTHAL].

MIT ABBILDUNGEN IM FARBENDRUCK.

Bd 1: Tafeln 1–21 samt Text.
(Taf. 21 fehlt!)

WIENER MEDIC. DOCTOREN COLLEGIUM

WIEN.

AUS DER KAISERLICH-KÖNIGLICHEN HOF- UND STAATSDRUCKEREI

1855.

140

Taf. XVIII, Fig. 83.

Vergrösserung 8.

Cysticercus zwischen Netz- und Aderhaut.

Anna H . . . . k, 24 Jahre alt, Köchin — war von Kindheit an nie ernstlich erkrankt, und von ihrem 14. bis zum 23. Lebensjahre regelmässig, wenn auch sparsam menstruirt gewesen; vor 3 Jahren hatte sie an einem acuten Exanthem gelitten, und ist nun seit einem Jahre chlorotisch.

Gesehen hatte sie stets mit beiden Augen gut in der Nähe sowohl als in der Ferne; ein Schlechtsehen, u. z. auf ihrem rechten Auge, bemerkte sie erst vor 3 Monaten, seit welcher Zeit sie auch häufig an Schwindel und Kopfschmerz leidet.

Dieses Schlechtsehen nahm in den folgenden Wochen, ohne dass weitere subjective Erscheinungen auftraten, allmählig in dem Grade zu, dass dermalen nur noch excentrisch, u. z. oben und oben-aussen die Finger einer vorgehaltenen Hand auf 2 bis 3 Schuh Abstand gezählt werden können.

Das linke Auge erweist sich als normalsichtig (Gl. ∞) und vollkommen gesund.

Die äusseren Gebilde des schlechtsehenden rechten Auges lassen ebenfalls keine Krankheitserscheinungen wahrnehmen; die vordere Kammer hat die gleiche Grösse mit der des anderen Auges, die Pupille ist normal gross und beweglich und erscheint im Tageslichte saturirt schwarz; die Spannung des Auges ist dieselbe wie linkerseits.

Mit dem Augenspiegel untersucht, erscheint das Innere des rechten Auges bedeutend weniger als gewöhnlich erhellt; das Linsensystem erweist sich bis auf einige schwärzliche Punkte an seiner hinteren Peripherie als vollkommen durchsichtig; der Glaskörper ist theilweise verflüssigt, zum grössten Theile aber ebenfalls durchsichtig und nur in seinem unteren Abschnitte von vereinzelten, zarten Glaskörperflocken durchsetzt, sowie im hintern Abschnitte unmittelbar vor der Sehnerven-Eintrittsstelle diffus graulich getrübt.

Der Augengrund hat sein physiologisches Ansehen vollkommen eingebüsst; in seinem obern Abschnitte zeigt er im Allgemeinen einen mehr grauröthlichen, in seinem untern einen überwiegend grauweisslichen Farbenton.

Die obere Hälfte der Netzhaut ist in viele unregelmässige Falten aufgehoben und mehr oder weniger intensiv grauweisslich getrübt — wobei insbesondere die Faltenhöhen lichter, mehr weisslich gefärbt und stärker lichtreflectirend erscheinen; die Netzhautgefässe daselbst zeigen eine normale Verbreitung und Verzweigung und nahezu normale Durchmesser, sie sind jedoch etwas dunkler gefärbt, besonders die Arterien, und haben in Folge des beinahe vollständigen Verlustes ihrer hellen Mitte ein mehr bandartiges Ansehen.

Der Sehnervenquerschnitt kann nicht wahrgenommen werden, theils wegen der vorliegenden diffusen Glaskörpertrübung, insbesondere aber, weil die Netzhaut daselbst stark grauröthlich getrübt, und vor sowie in der Umgebung der Sehnervenperipherie stark gewulstet ist, wodurch sie gegen die Mitte des Sehnerven zu schwach trichterförmig eingezogen erscheint.

Aus denselben Ursachen sind auch die Centralgefässe im Bereiche des Sehnervenquerschnittes und seiner nächsten Umgebung nicht sichtbar und treten erst $^1/_2$ bis $1^1/_2$ Opticusdurchmesser weit vom Sehnervenumfange allmählig aus dem

Die ersten Seiten der Beschreibung des im vorangestellten Farbbilderteil (S. 20–21) viermal (Original und drei verschiedene Publikationen) reproduzierten Augenhintergrundbefundes.

The first pages of the description of the diagnosis of the ocular fundus reproduced four times on pp. 20–21 (the original and three different publications).

röthlichgrauen Schleier im Augengrunde hervor, wobei sie durch die Richtung ihres weiteren radiären Verlaufes und durch ihre Verzweigungsart auf ihre Ursprungsstelle und somit auf die Lage des Sehnervenquerschnittes hinweisen.

Die untere Hälfte der Netzhaut (siehe Taf. XVIII, Fig. 83, rechtes Auge) ist wohl ebenfalls mehr oder weniger graulich getrübt, doch aber in bedeutend geringerem Grade als die oberen Netzhautpartien, so dass sie theilweise noch in hohem Grade durchsichtig sich erweist. Sie ist allseitig in äusserst unregelmässiger Weise gefaltet und hiebei mehr oder weniger stark von der Chorioidea abstehend, vor Allem aber — circa 4 Opticusdurchmesser vom Sehnerven entfernt in der Richtung nach abwärts und etwas innen — weit in den Glaskörper hinein vorgerückt, blasenartig hervorgewölbt.

An jenen Stellen, wo die Netzhaut der Chorioidea näher liegt, tritt in dem graulichen Augengrunde ein mehr röthlicher Farbenton auf; je stärker dagegen die einzelnen Falten hervorgewölbt sind, desto lichter grau-weisslich gefärbt und desto mehr erhellt erscheinen sie — wobei die Faltenthäler je nach ihrer Tiefe und Enge, je nach der Steilheit ihrer Seitenwandungen und der Stellung des Beleuchtungsspiegels einen mehr dunkelgrauen Farbenton gewinnen.

An verschiedenen Orten sind sehr dunkel graue, nahezu gleichmässig gefärbte Stellen in der Netzhaut sichtbar, welche eine rundliche oder längliche oder mehr ausgebuchtete Form mit ziemlich scharf ausgeprägten Rändern und einer helleren Umgrenzung besitzen. Diese Stellen erweisen sich als Löcher in der Netzhaut, durch welche man tiefer in den Augengrund hinein, gegen die Chorioidea zu sieht, diese jedoch nicht deutlich wahrzunehmen vermag.

Die Gefässe in dieser unteren Hälfte der Netzhaut erscheinen normal verbreitet und verzweigt, und nur, entsprechend den gegebenen Falten, von unregelmässigem Verlaufe; sie haben in Folge der geringeren Vergrösserung des Bildes kleinere Durchmesser, sowie eine hellere und dunklere blutrothe Farbe, wodurch sich deutlich die Arterien von den Venen unterscheiden; sie besitzen jedoch keine hellere Mitte und erscheinen daher als gleichgefärbte, bandartige Streifen.

An jenen Stellen, wo die Netzhaut am stärksten in den Glaskörper hervorgedrängt ist, wird bei genauer Beobachtung hinter derselben in undeutlichen Umrissen ein äusserst zartes, blasenartiges, gegen 3 Opticusdurchmesser grosses Gebilde von beinahe kreisrunder Begrenzung, von flach-convexer, unebener Oberfläche, abgerundeten Rändern und schwach bläulicher Färbung wahrgenommen, aus welchem zeitweise der Kopf und der Hals eines Cysticercus hervortritt und nach verschiedenen Richtungen sich hinbewegt.

An diesem blasenartigen Geblide, dem Sacke des Cysticercus, konnten mehr oder weniger ausgiebige Bewegungen wahrgenommen werden, wobei der periphere abgerundete Begränzungsrand oft in fast rhytmischer Weise sich dem Centrum des Gebildes näherte, um sodann wieder in seine ursprüngliche Stelle zurückzukehren.

Besonders deutlich traten diese Bewegungen hervor, sobald der Rand des Sackes im Bereiche eines der erwähnten Netzhautlöcher gelegen war — man sah sodann bei den Contractionen des Sackes nicht nur seinen Rand sich hin und her bewegen, sondern auch seine Wand gegen die Netzhaut (gegen die Öffnung in derselben) hervor- und wieder zurücktreten, wobei der Sack mehr und mehr erhellt wurde, eine mehr grau-weissliche Farbe annahm, und eine grosse Anzahl sehr kleiner weisser Punkte zeigte.

Die Bewegungen des Kopfes und Halses erfolgten bald langsamer bald rascher unter den verschiedensten Richtungen und Wendungen, in geringerer oder grösserer Ausdehnung, selbst über die Grenze des Sackes hinaus bei einem steti-

OPHTHALMOSKOPISCHER

HAND-ATLAS

VON

EDUARD VON JAEGER.

WIEN.
DRUCK UND VERLAG DER K. K. HOF- UND STAATSDRUCKEREI.
1869.

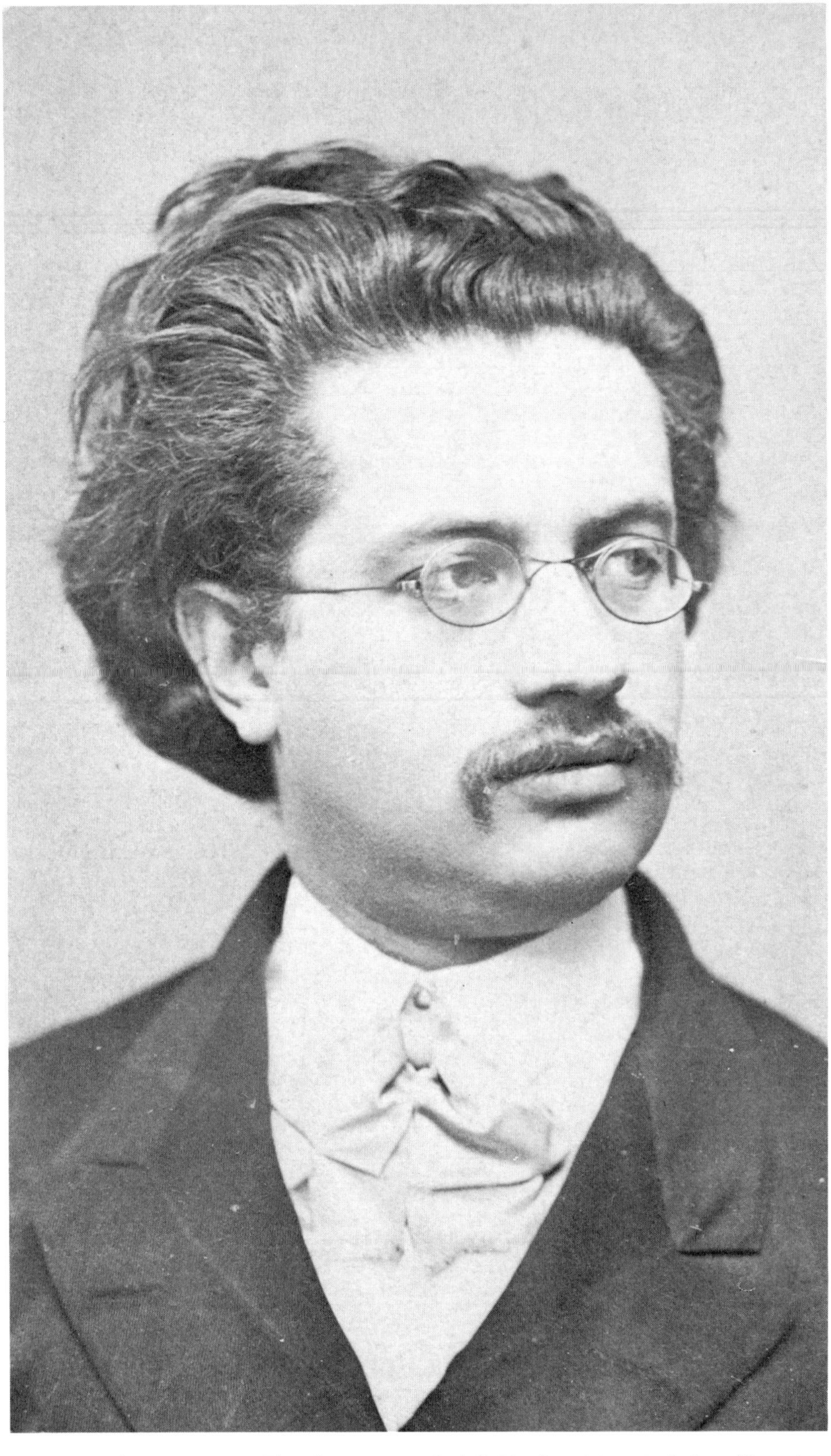

Ludwig Mauthner (1840–1894). Einer der treuesten Schüler Jaegers, Professor für Augenheilkunde in Innsbruck von 1869 bis 1877. Vorstand der I. Universitäts-Augenklinik in Wien 1894.

Ludwig Mauthner (1840–1894). One of Jaeger's most loyal pupils. Professor of Ophthalmology in Innsbruck from 1869 to 1877. Chairman of the First University Clinic of Ophthalmology in Vienna, 1894.

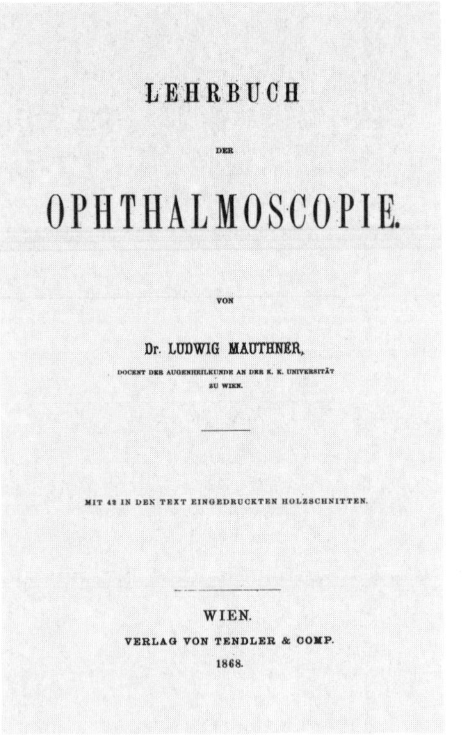

LEHRBUCH

DER

OPHTHALMOSCOPIE.

VON

Dr. LUDWIG MAUTHNER,

DOCENT DER AUGENHEILKUNDE AN DER K. K. UNIVERSITÄT ZU WIEN.

MIT 42 IN DEN TEXT EINGEDRUCKTEN HOLZSCHNITTEN.

WIEN.

VERLAG VON TENDLER & COMP.

1868.

Mit diesem Lehrbuch hatte Mauthner binnen kurzem die bisher erschienenen einschlägigen Darstellungen Liebreichs (1857), Zanders (1859 bzw. 1862) und Schweiggers (1864) außer Kurs gesetzt (Erna Lesky).

With this text-book Mauthner in no time made the representations of Liebreich (1857), Zander (1859, 1862) and Schweigger (1864) obsolete (Erna Lesky).

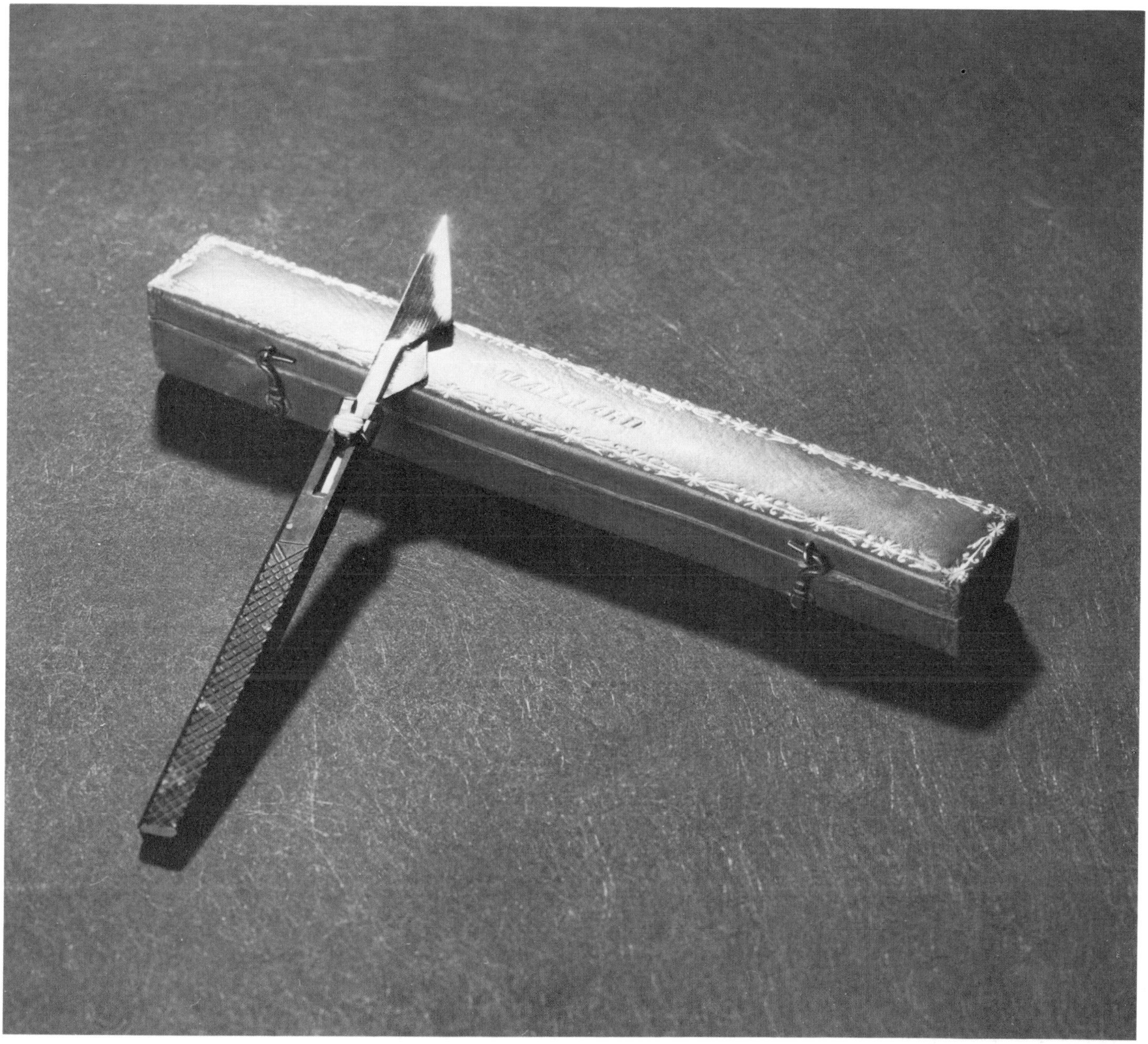

Starmesser in doppelter Ausführung mit Schuber nach Eduard Jaeger.

Cataract-knife in duplicate, with a lever invented by Eduard Jaeger.

wieder an Umfang und Gewicht zunahmen, sobald ich das Wasser, in welchem sie lagen, erneuerte.

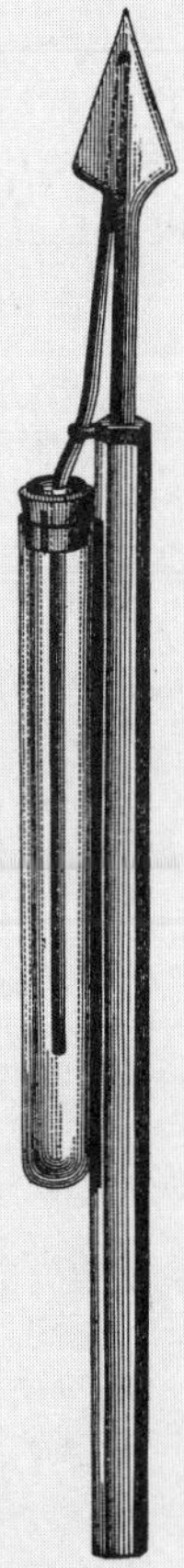

Dieses führte mich dazu, das Medium, in welchem sich das Linsensystem durch längere Zeit befand, chemisch zu untersuchen, wobei ich fand, dass schon wenige Stunden, nachdem das Linsensystem in Aqua dest. com. gelegt war, ein Theil des Kapselinhaltes übergeführt war, dass der Saturationsgrad der Flüssigkeit rasch bis zu einer gewissen Höhe zunahm, sodann aber nur allmählich sich vermehrte. Aehnliche, nur quantitativ geringere Resultate erhielt ich bei Prüfung der wässerigen Feuchtigkeit, die ich in den einzelnen Fällen zu verschiedener Zeit nach dem Tode den Augen von Leichen entnahm.

Diese Beobachtungen ergaben sofort die Nothwendigkeit auf eine genauere chemische Untersuchung der wässerigen Feuchtigkeit des menschlichen Auges sowohl während des Lebens, als zu verschiedenen Zeiten nach erfolgtem Tode einzugehen.

Ich wandte mich zu diesem Behufe an Professor V. Kletzinsky, welcher auch mit grösster Zuvorkommenheit diese mühevollen und zeitraubenden Untersuchungen unternahm, wofür ich ihm meinen innigsten Dank ausspreche.

Um die wässerige Feuchtigkeit aus den betreffenden Augen möglichst vollständig und ohne weitere Verunreinigung mit Thränenfeuchtigkeit u. s. w. zu erhalten, liess ich zwei vollkommen gleiche, zu diesem Zwecke von mir construirte Punctionsinstrumente anfertigen [31]), vermittelst welcher die wässerige Feuchtigkeit aus der vorderen Kammer des Auges unmittelbar in eine kleine Glasröhre

[31]) Diese Punctionsinstrumente wurden vom chirurgischen Instrumentenmacher Leopold Sabatnek (Wien, Alservorstadt Nr. 200, Schwarzspanierhaus) ausgeführt.

ÜBER DIE EINSTELLUNGEN

DES

DIOPTRISCHEN APPARATES

IM MENSCHLICHEN AUGE.

VON

PROF. v. JAEGER JUN.,

DR. DER MED. UND CHIRURGIE ETC., PRIMARARZT IM K. K. ALLGEMEINEN KRANKENHAUSE ZU WIEN ETC.

Mit 5 lithographirten Tafeln und 2 in den Text gedruckten Holzschnitten.

WIEN, 1861.

AUS DER KAIS. KÖN. HOF- UND STAATSDRUCKEREI.

IN COMMISSION BEI L. W. SEIDEL & SOHN.

PARIS.

BEI VICTOR MASSON.

Jaegers Untersuchungen über die Einstellungen des dioptrischen Apparates. Zum Zwecke der Entnahme des Kammerwassers konstruierte er ein eigenes Punktionsinstrument (vgl. Abbildung).

Jaeger's experiments concerning the adjustments of the dioptric apparatus. He constructed a specific puncturing device for the purpose of extracting the aqueous humor (cf. illustration).

Rechte Seite: Reisebesteck Eduard Jaegers. (Privatbesitz.)

Opposite page: Ophthalmological instruments used by Eduard Jaeger when travelling.

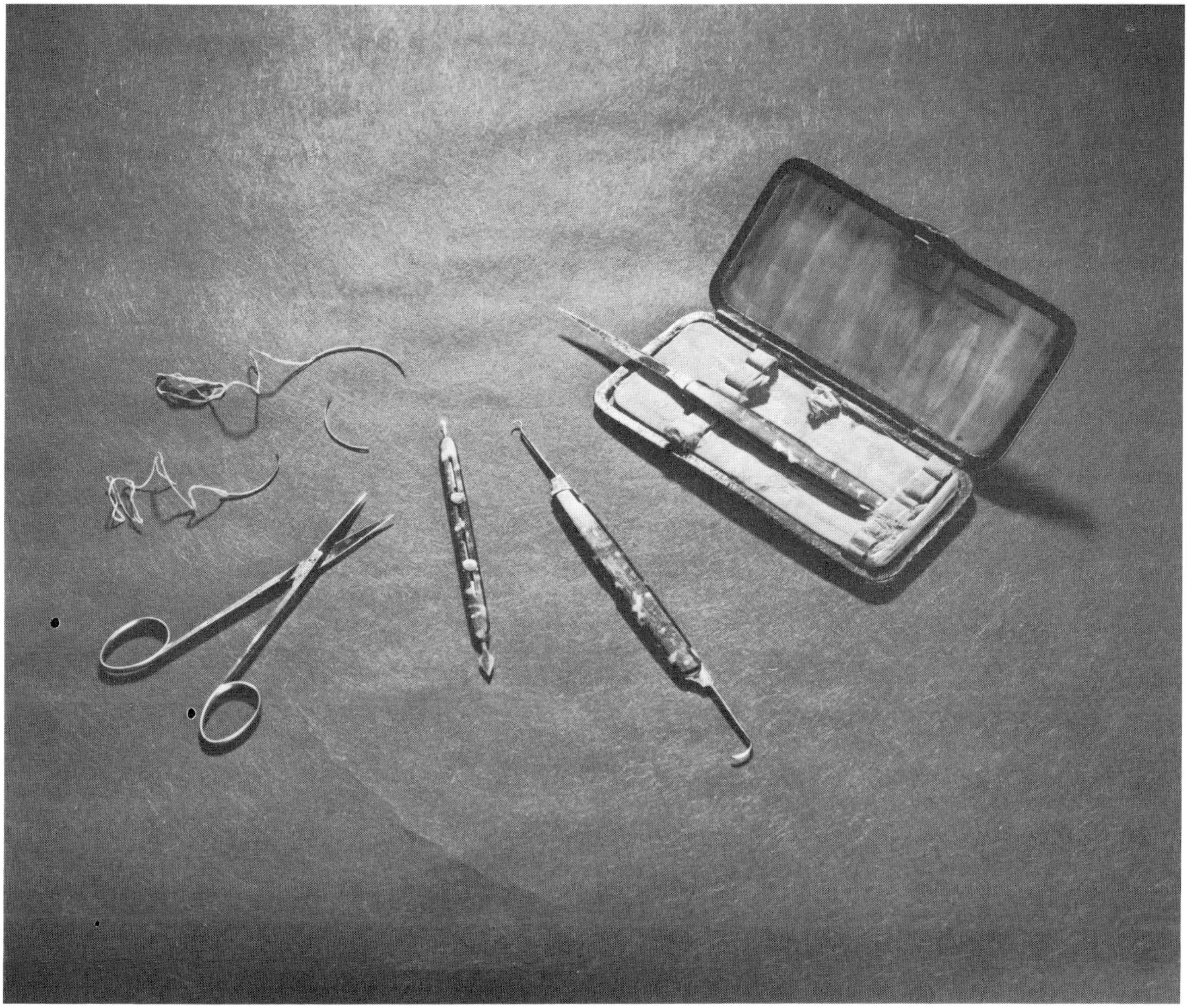

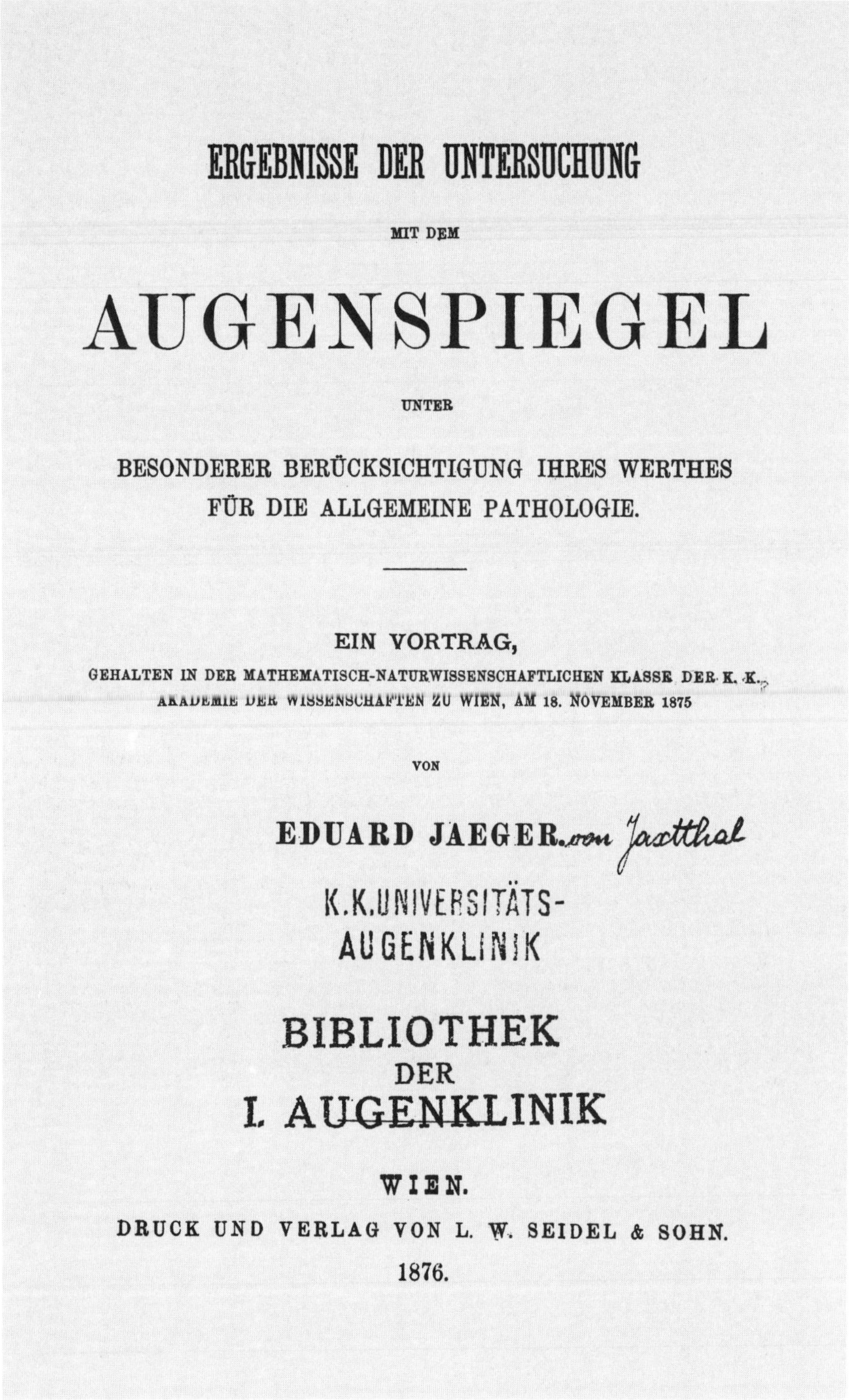

ERGEBNISSE DER UNTERSUCHUNG

MIT DEM

AUGENSPIEGEL

UNTER

BESONDERER BERÜCKSICHTIGUNG IHRES WERTHES
FÜR DIE ALLGEMEINE PATHOLOGIE.

EIN VORTRAG,

GEHALTEN IN DER MATHEMATISCH-NATURWISSENSCHAFTLICHEN KLASSE DER K. K. AKADEMIE DER WISSENSCHAFTEN ZU WIEN, AM 18. NOVEMBER 1875

VON

EDUARD JAEGER von Jaxtthal

WIEN.

DRUCK UND VERLAG VON L. W. SEIDEL & SOHN.

1876.

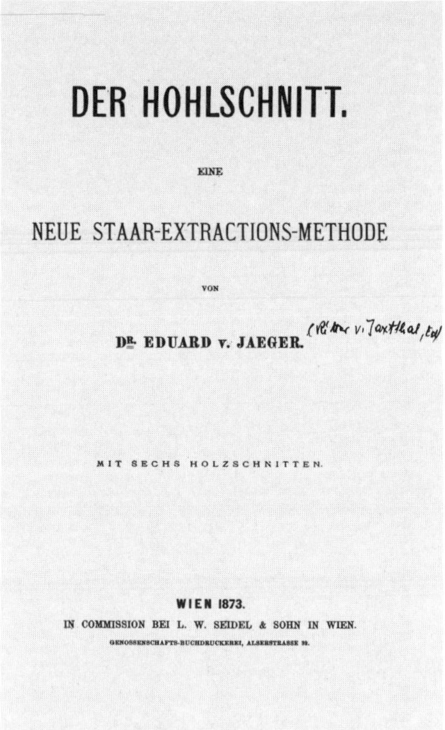

DER HOHLSCHNITT.

EINE

NEUE STAAR-EXTRACTIONS-METHODE

VON

DR. EDUARD v. JAEGER. (Ritter v. Jaxtthal, Ed)

MIT SECHS HOLZSCHNITTEN.

WIEN 1873.

IN COMMISSION BEI L. W. SEIDEL & SOHN IN WIEN.

GENOSSENSCHAFTS-BUCHDRUCKEREI, ALSERSTRASSE 20.

Oben: Eine von Jaeger eigens ersonnene neue Methode zur Staroperation.

Above: A new method conceived by Jaeger to remove cataracts.

Links: Jaegers Wunsch war es, mit der durch den Augenspiegel ermöglichten Diagnostik eine Hilfestellung bei der Untersuchung innerer Krankheiten zu leisten.

Left: It was Jaeger's wish to provide a diagnostic aid for internal diseases by using the ophthalmoscope.

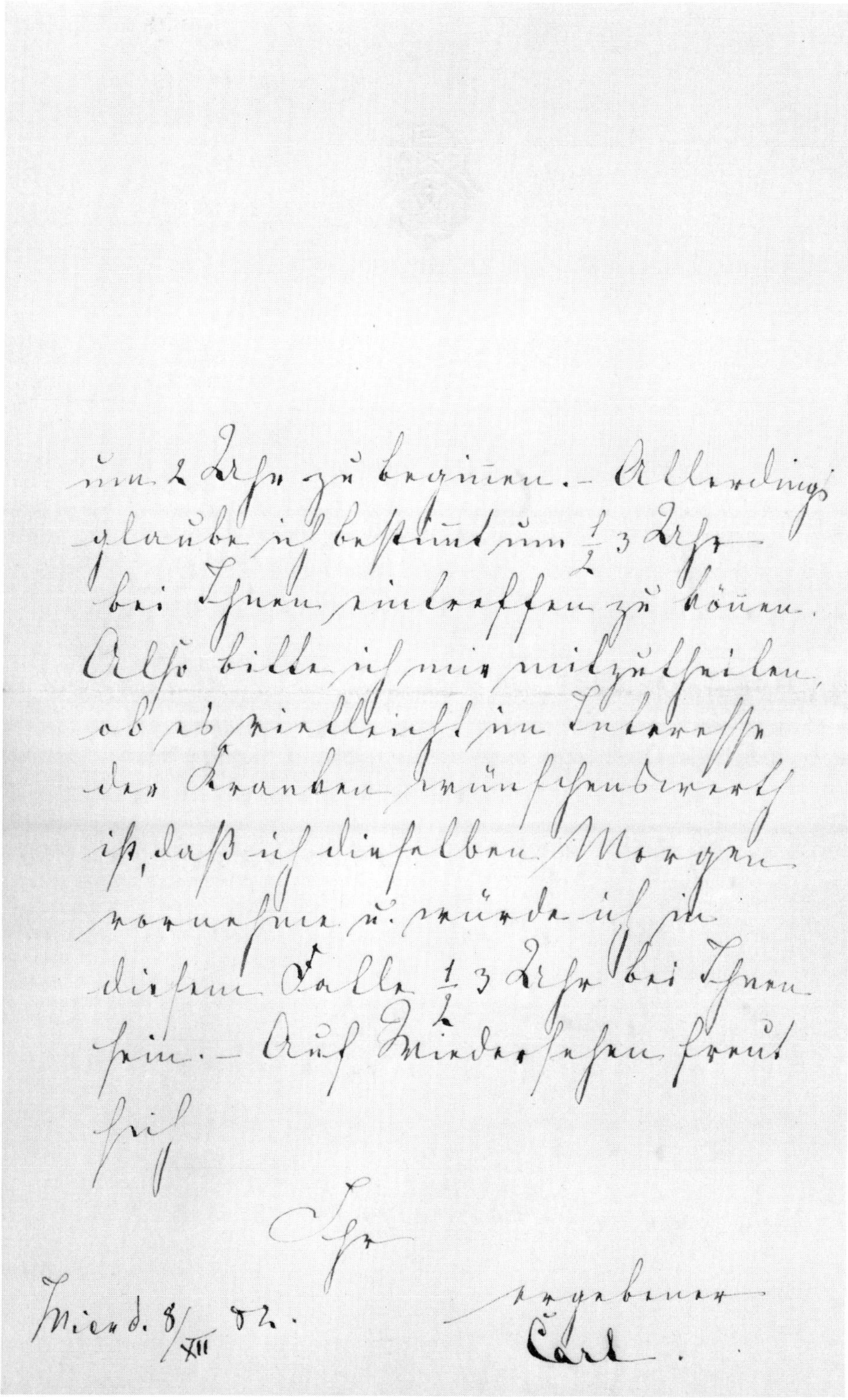

um 2 Uhr zu beginnen. – Allerdings glaube ich bestimmt um ½ 3 Uhr bei Ihnen eintreffen zu können. Also bitte ich mir mitzutheilen, ob es vielleicht im Interesse der Kranken wünschenswerth ist, daß ich dieselben Morgen vornehme u. würde ich in diesem Falle ½ 3 Uhr bei Ihnen sein. – Auf Wiedersehen freut sich

Ihr ergebener Carl.

Wien d. 8/XII 82.

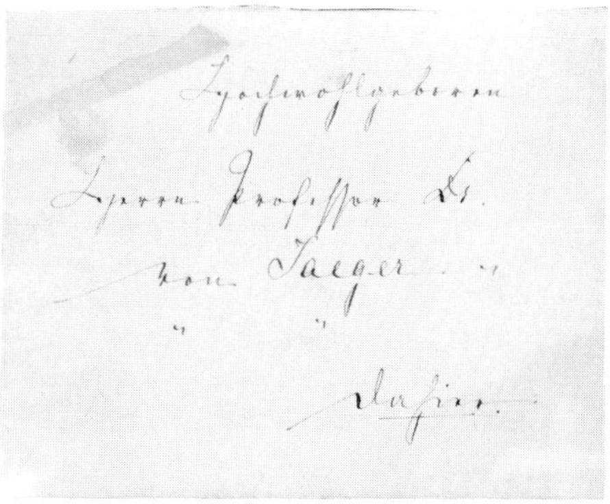

Teil eines handgeschriebenen Briefes des Augenarztes Herzog Karl Theodor in Bayern (1839–1909) an Eduard Jaeger, vom 8. November 1882. (Privatbesitz.)

Part of a handwritten letter by the ophthalmologist Duke Karl Theodor in Bavaria (1839–1909) to Eduard Jaeger. November 8, 1882. (Privately owned.)

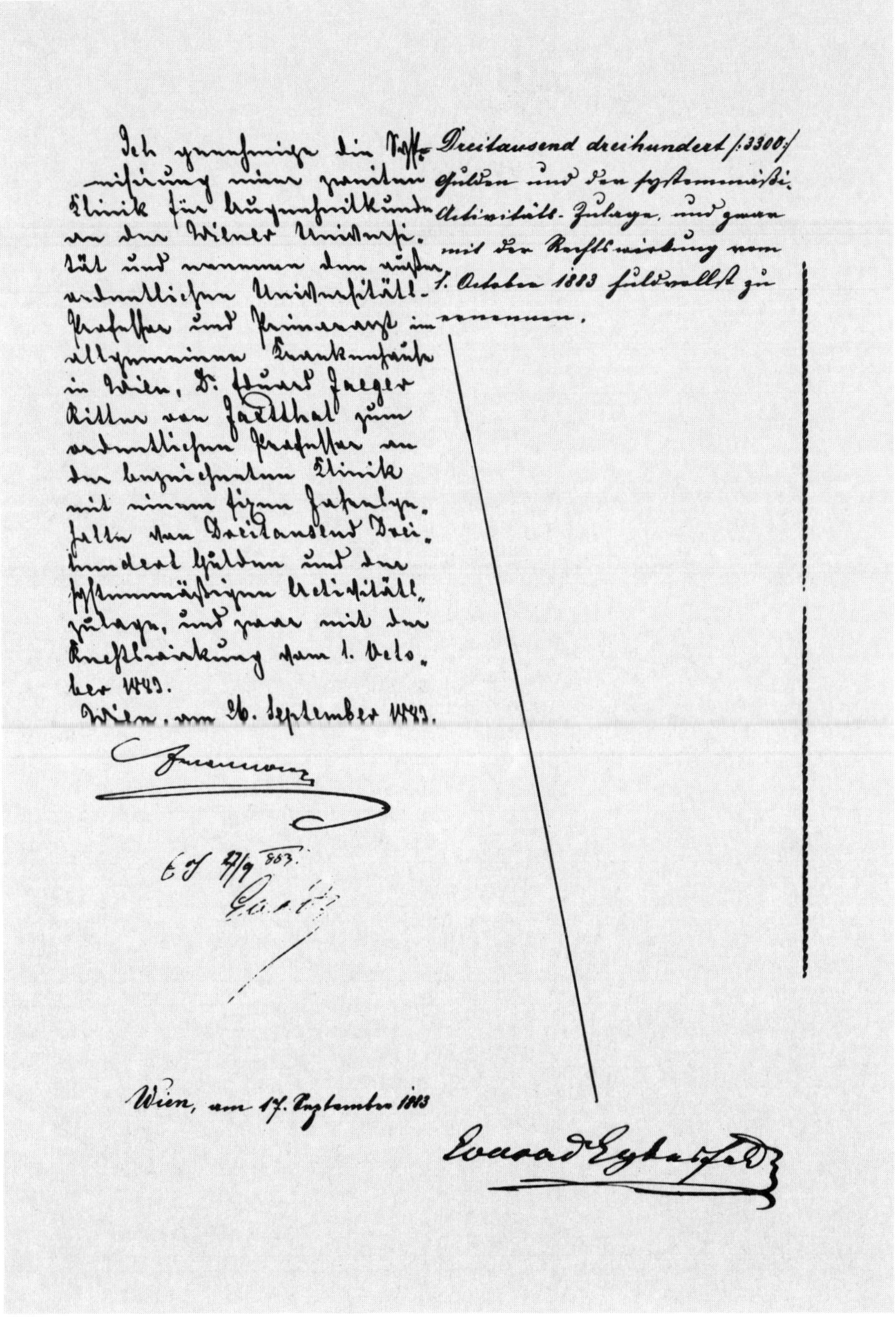

Ich genehmige die Systemisirung einer zweiten Klinik für Augenheilkunde an der Wiener Universität und ernenne den außerordentlichen Universitäts-Professor und Primararzt im allgemeinen Krankenhause in Wien, Dr. Eduard Jaeger Ritter von Jaxtthal zum ordentlichen Professor an der bezeichneten Klinik mit einem fixen Jahresgehalte von Dreitausend Dreihundert Gulden und der systemmäßigen Activitäts-zulage, und zwar mit der Rechtswirkung vom 1. October 1883.

Wien, am 26. September 1883.

Franz Joseph

E S 27/9 883

Dreitausend dreihundert /:3300:/ Gulden und den systemmäßigen Activitäts-Zulage, und zwar mit der Rechtswirkung vom 1. October 1883 huldvollst zu ernennen.

Wien, am 17. September 1883

Conrad Eybesfeld

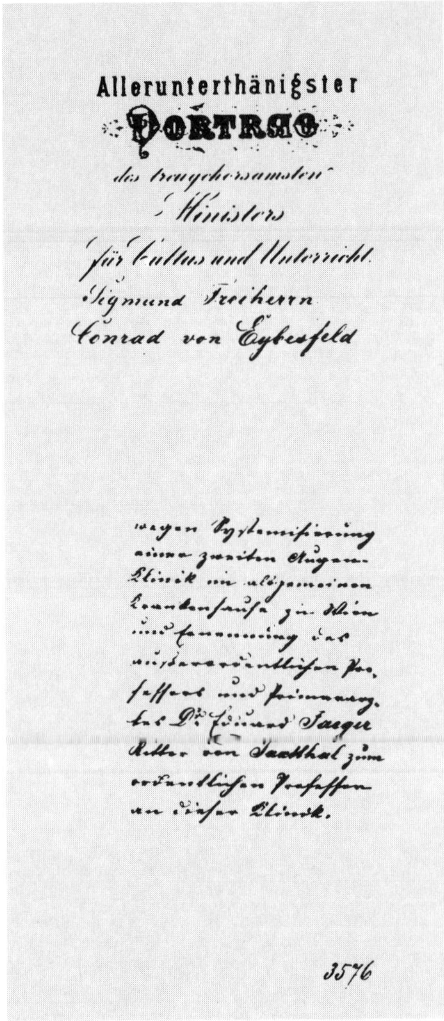

Allerunterthänigster

Vortrag

des treugehorsamsten

Ministers

für Cultus und Unterricht

Sigmund Freiherrn

Conrad von Eybesfeld

wegen Systemisirung einer zweiten Augen-Klinik im allgemeinen Krankenhause zu Wien und Ernennung des außerordentlichen Professors und Primararztes Dr. Eduard Jaeger Ritter von Jaxtthal zum ordentlichen Professor an dieser Klinik.

3576

Die vom Kaiser unterschriebene Einsetzung Eduard Jaegers zum Vorstand der II. Universitäts-Augenklinik in Wien. (Österr. Staatsarchiv – Allgem. Verwaltungsarchiv.)

The appointment of Eduard Jaeger to the Chair of the Second University Clinic of Ophthalmology in Vienna, signed by the Emperor.

Rechte Seite: Eduard Jaeger Ritter von Jaxtthal. Lithographie von Dauthage aus dem Jahre 1859 (Privatbesitz.)

Opposite page: Eduard Jaeger Ritter von Jaxtthal. Lithograph by Dauthage, 1859. (Privately owned.)

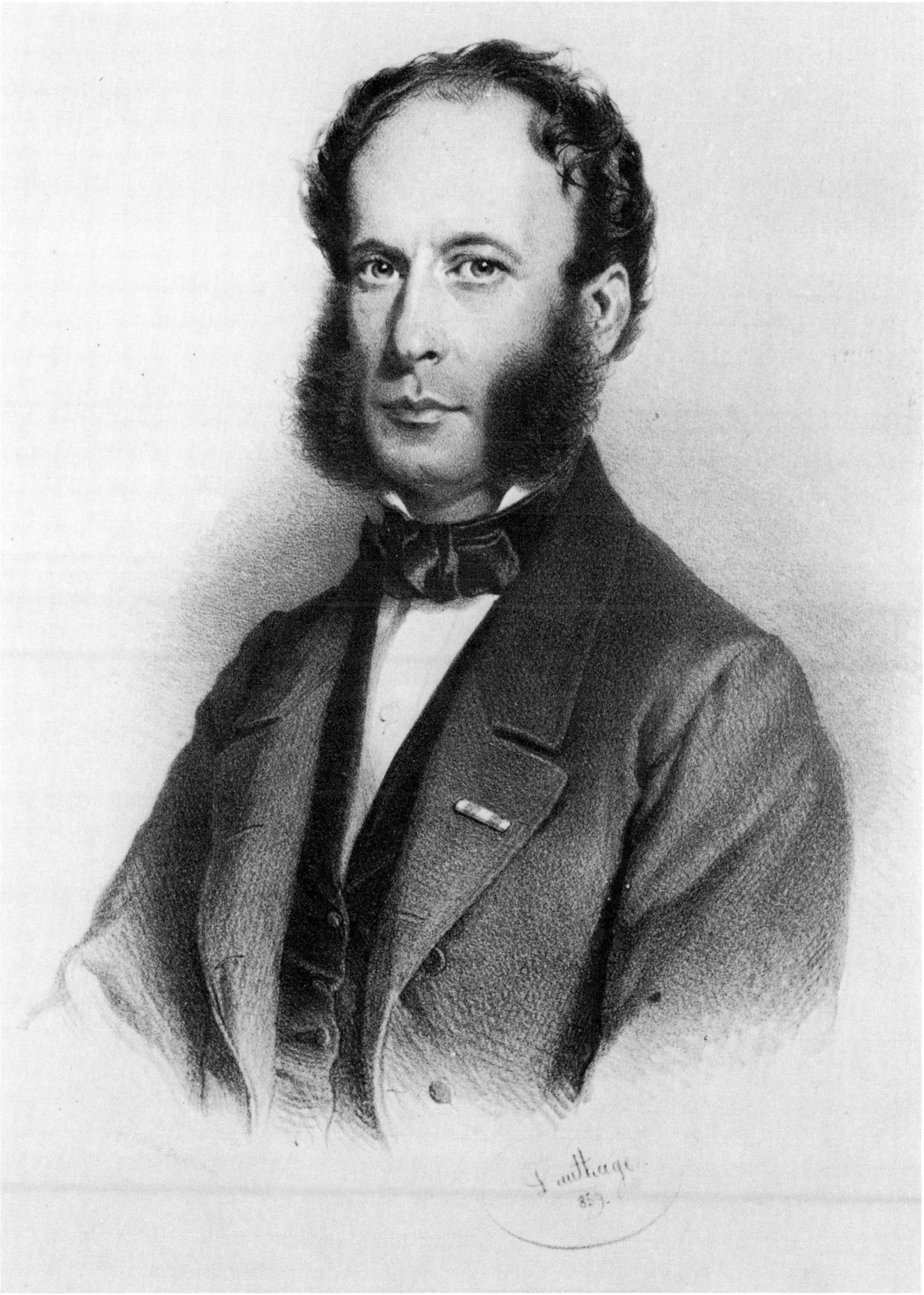

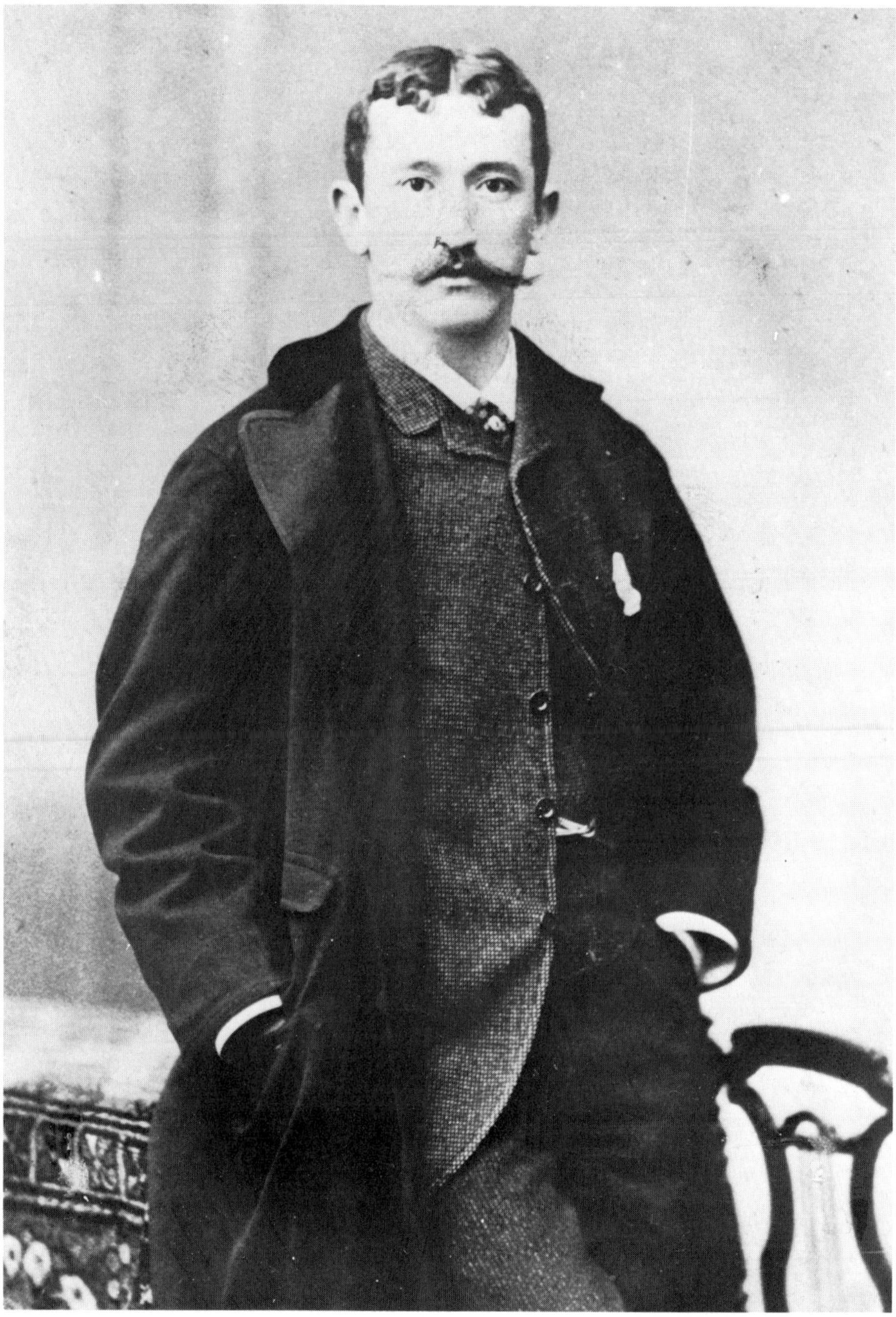

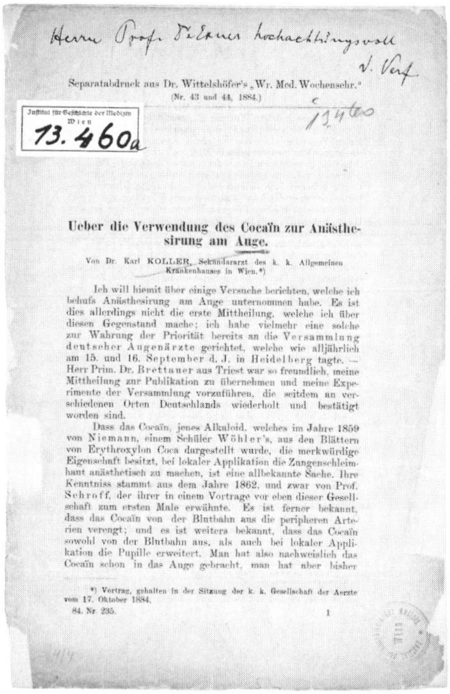

Herrn Prof. Dr Exner hochachtungsvoll d. Verf.

Separatabdruck aus Dr. Wittelshöfer's „Wr. Med. Wochenschr.“
(Nr. 43 und 44, 1884.)

Ueber die Verwendung des Cocaïn zur Anästhesirung am Auge.

Von Dr. Karl KOLLER, Sekundararzt des k. k. Allgemeinen Krankenhauses in Wien.*)

Ich will hiemit über einige Versuche berichten, welche ich behufs Anästhesirung am Auge unternommen habe. Es ist dies allerdings nicht die erste Mittheilung, welche ich über diesen Gegenstand mache; ich habe vielmehr eine solche zur Wahrung der Priorität bereits an die Versammlung deutscher Augenärzte gerichtet, welche wie alljährlich am 15. und 16. September d. J. in Heidelberg tagte. — Herr Prim. Dr. Brettauer aus Triest war so freundlich, meine Mittheilung zur Publikation zu übernehmen und meine Experimente der Versammlung vorzuführen, die seitdem an verschiedenen Orten Deutschlands wiederholt und bestätigt worden sind.

Dass das Cocaïn, jenes Alkaloid, welches im Jahre 1859 von Niemann, einem Schüler Wöhler's, aus den Blättern von Erythroxylon Coca dargestellt wurde, die merkwürdige Eigenschaft besitzt, bei lokaler Applikation die Zungenschleimhaut anästhetisch zu machen, ist eine allbekannte Sache. Ihre Kenntniss stammt aus dem Jahre 1862, und zwar von Prof. Schroff, der ihrer in einem Vortrage vor eben dieser Gesellschaft zum ersten Male erwähnte. Es ist ferner bekannt, dass das Cocaïn von der Blutbahn aus die peripheren Arterien verengt; und es ist weiters bekannt, dass das Cocaïn sowohl von der Blutbahn aus, als auch bei lokaler Applikation die Pupille erweitert. Man hat also nachweislich das Cocaïn schon in das Auge gebracht, man hat aber bisher

*) Vortrag, gehalten in der Sitzung der k. k. Gesellschaft der Aerzte vom 17. Oktober 1884.

84. Nr. 235. 1

Sonderdruck aus der Wiener medizinischen Wochenschrift, dem Physiologen Sigmund Exner (1846–1926) gewidmet, mit dem Inhalt des am 17. Oktober 1884 in der Gesellschaft der Ärzte in Wien gehaltenen Vortrages Kollers.

Separate print from the "Wiener medizinische Wochenschrift" dedicated to the physiologist Sigmund Exner (1846–1926). The article contains Koller's lecture held at the Society of Physicians in Vienna on October 17, 1884.

Rechte Seite: Karl Koller (1857–1944) als Augenarzt in New York.

Opposite page: Karl Koller (1857–1944), then ophthalmologist in New York.

Karl Koller (1857–1944). Photographie aus dem Jahre 1883. Koller entdeckte die anästhesierende Fähigkeit einer wäßrigen Lösung von Cocainum muriaticum im Institut für allgemeine und experimentelle Pathologie und erprobte die Wirkung dieses Lokalanästheticums an der II. Universitäts-Augenklinik, die nach dem Tode von Eduard Jaeger zu diesem Zeitpunkte von August von Reuß supplierend geleitet wurde.

Karl Koller (1857–1944). Photograph, 1883. Koller discovered the anaesthetizing property of a watery solution of Cocainum muriaticum at the Institute for General and Experimental pathology. He tested the effects of this local anaesthesia at the Second University Clinic of Ophthalmology, which at this time was headed by August von Reuss, following the death of Eduard Jaeger.

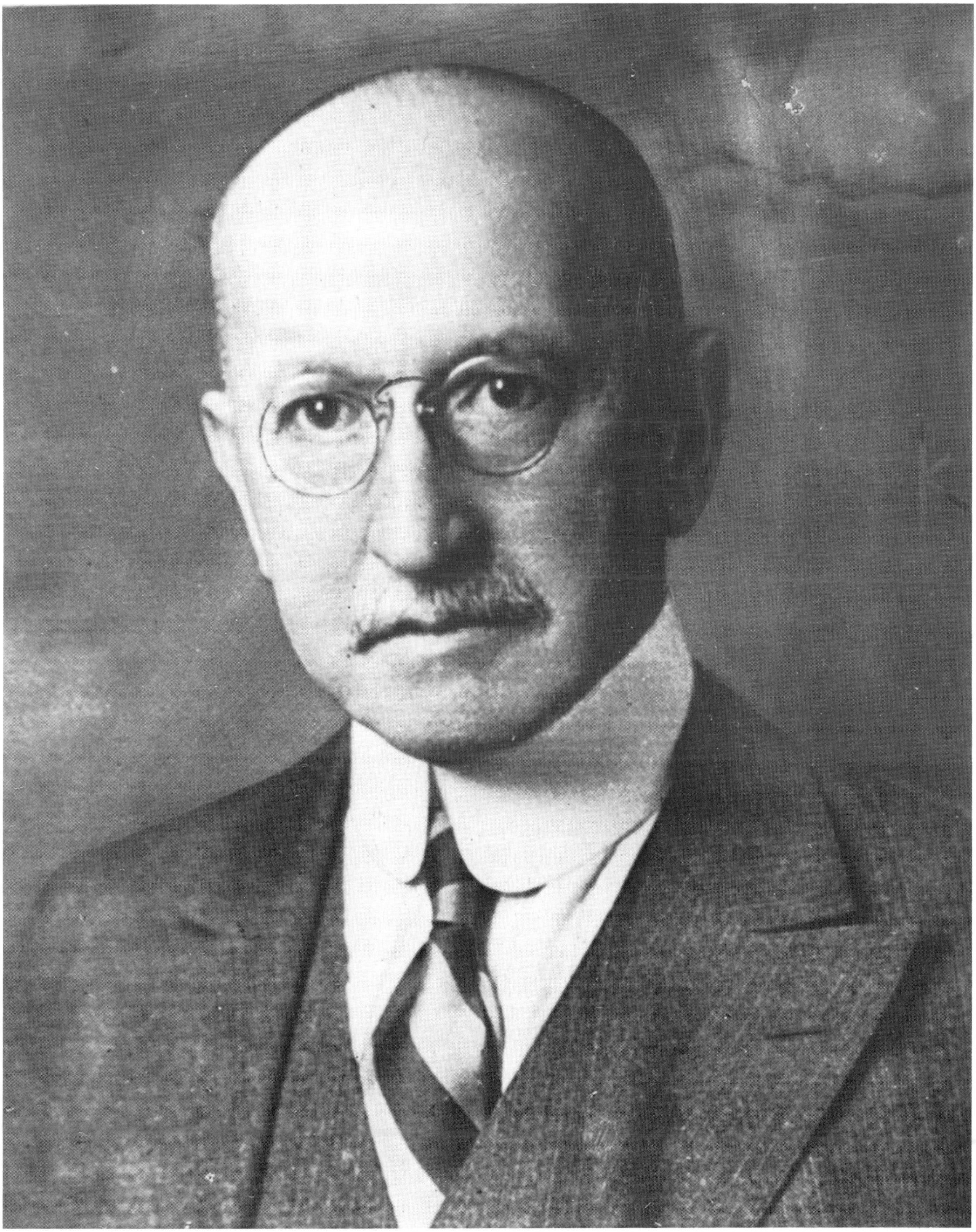

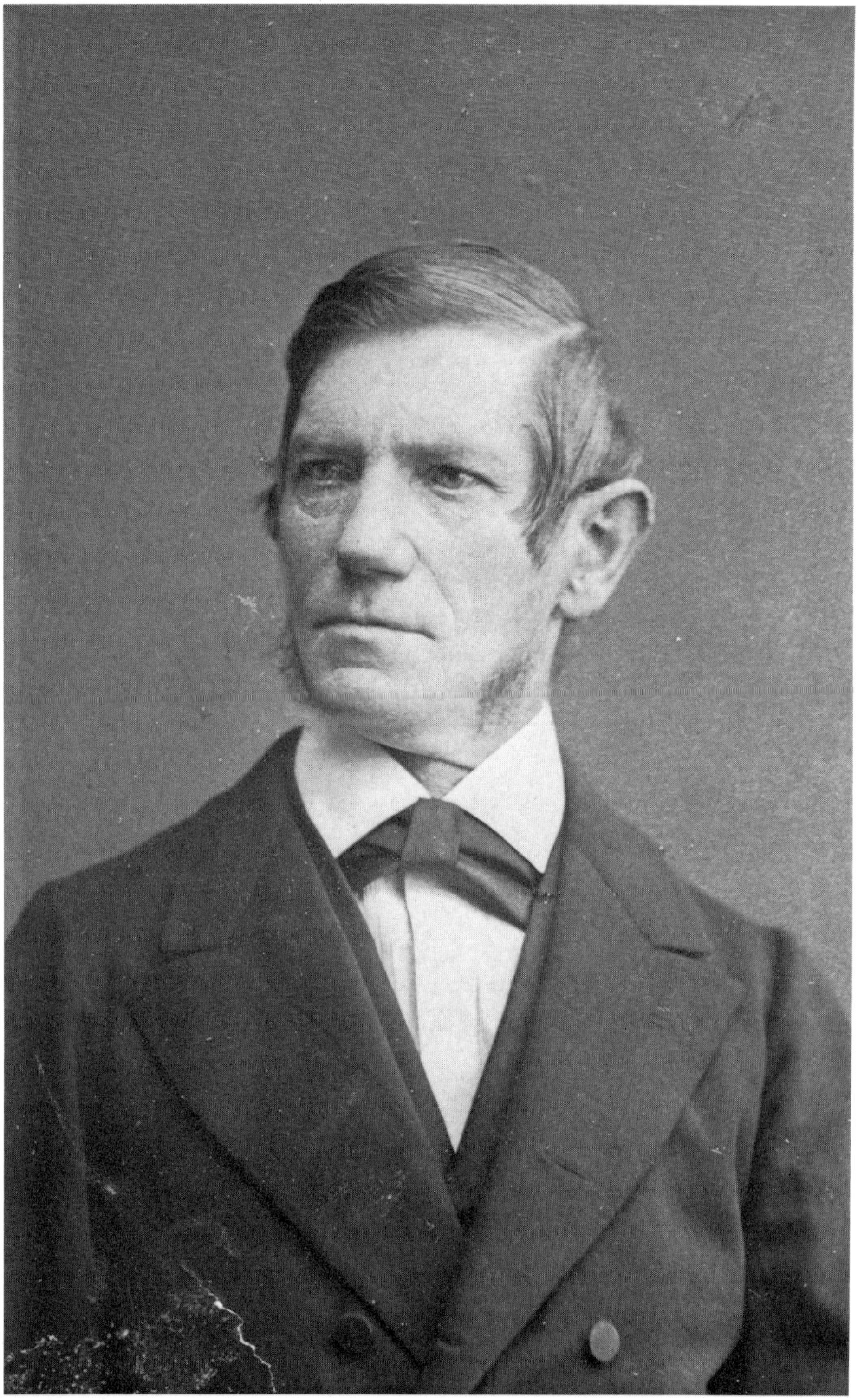

Ferdinand Ritter von Arlt (1812–1887), Vorstand der I. Universitäts-Augenklinik in Wien von 1856 bis 1883.

Ferdinand Ritter von Arlt (1812–1887). Chairman of the First University Clinic of Ophthalmology in Vienna from 1856 to 1883.

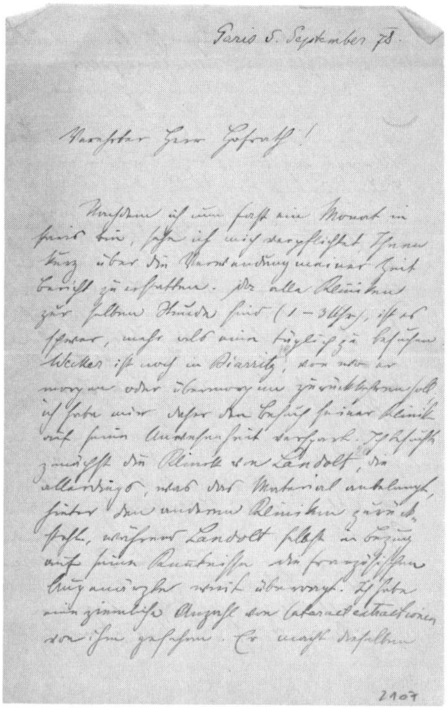

Paris 5. September 78.

Verehrter Herr Hofrath!

2107

Brief von Ernst Fuchs an seinen Lehrer Ferdinand von Arlt mit einem Bericht über die in Paris gewonnenen Eindrücke. Paris, 5. 9. 1878.

Letter by Ernst Fuchs to his teacher Ferdinand von Arlt containing a report on his Paris impressions. Paris, September 5, 1878.

Rechte Seite: Ernst Fuchs (1851–1930) als Professor für Augenheilkunde in Lüttich. Lithographie von Florimond van Loo, Lüttich 1885.

Opposite page: Ernst Fuchs (1851–1930), then professor of ophthalmology in Liège. Lithograph by Florimond van Loo, Liège, 1885.

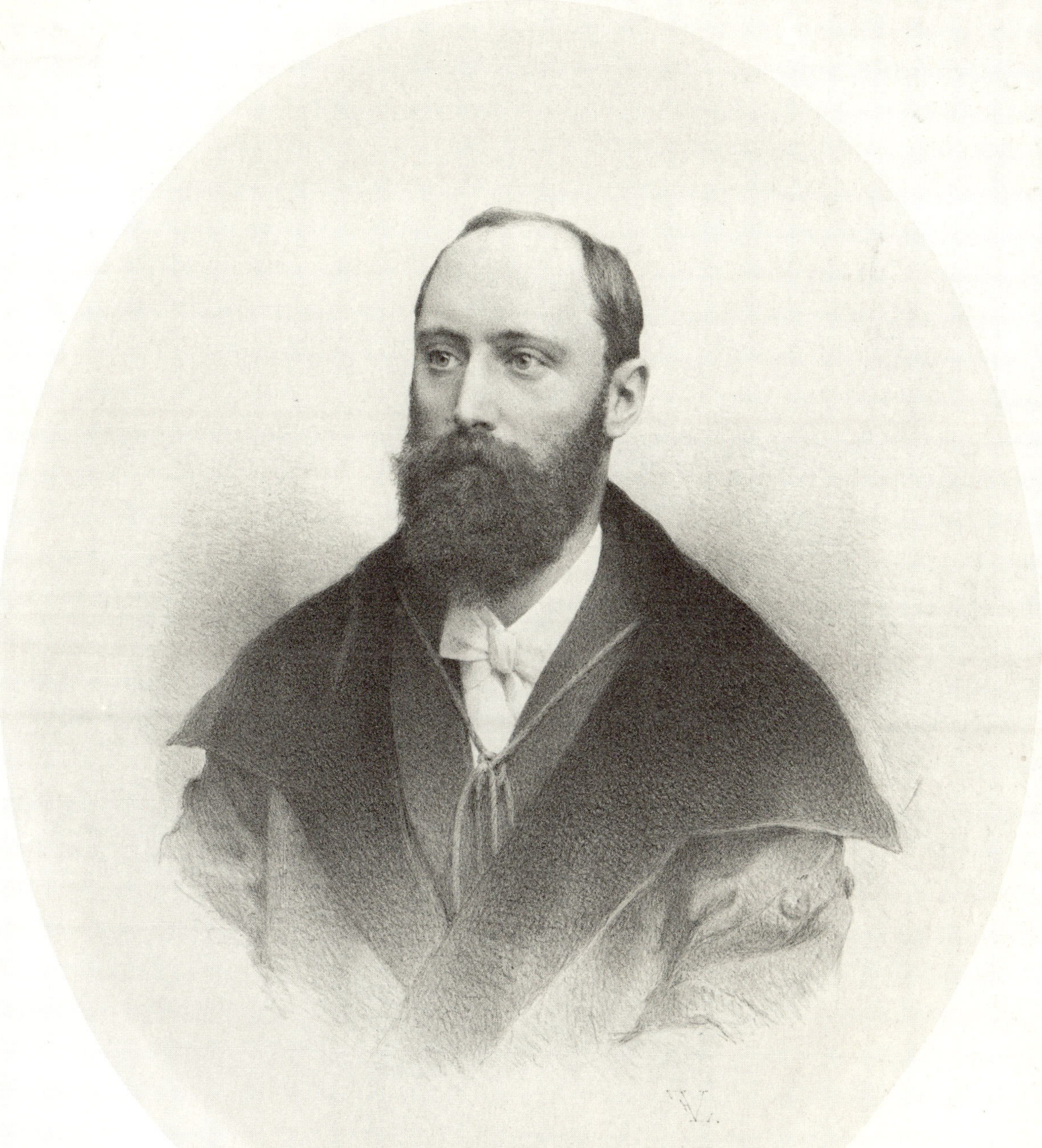

À MONSIEUR ERNEST FUCHS,

PROFESSEUR ORDINAIRE À L'UNIVERSITÉ DE LIÉGE.

ses Élèves, anciens Élèves et amis.

FEVRIER 1885.

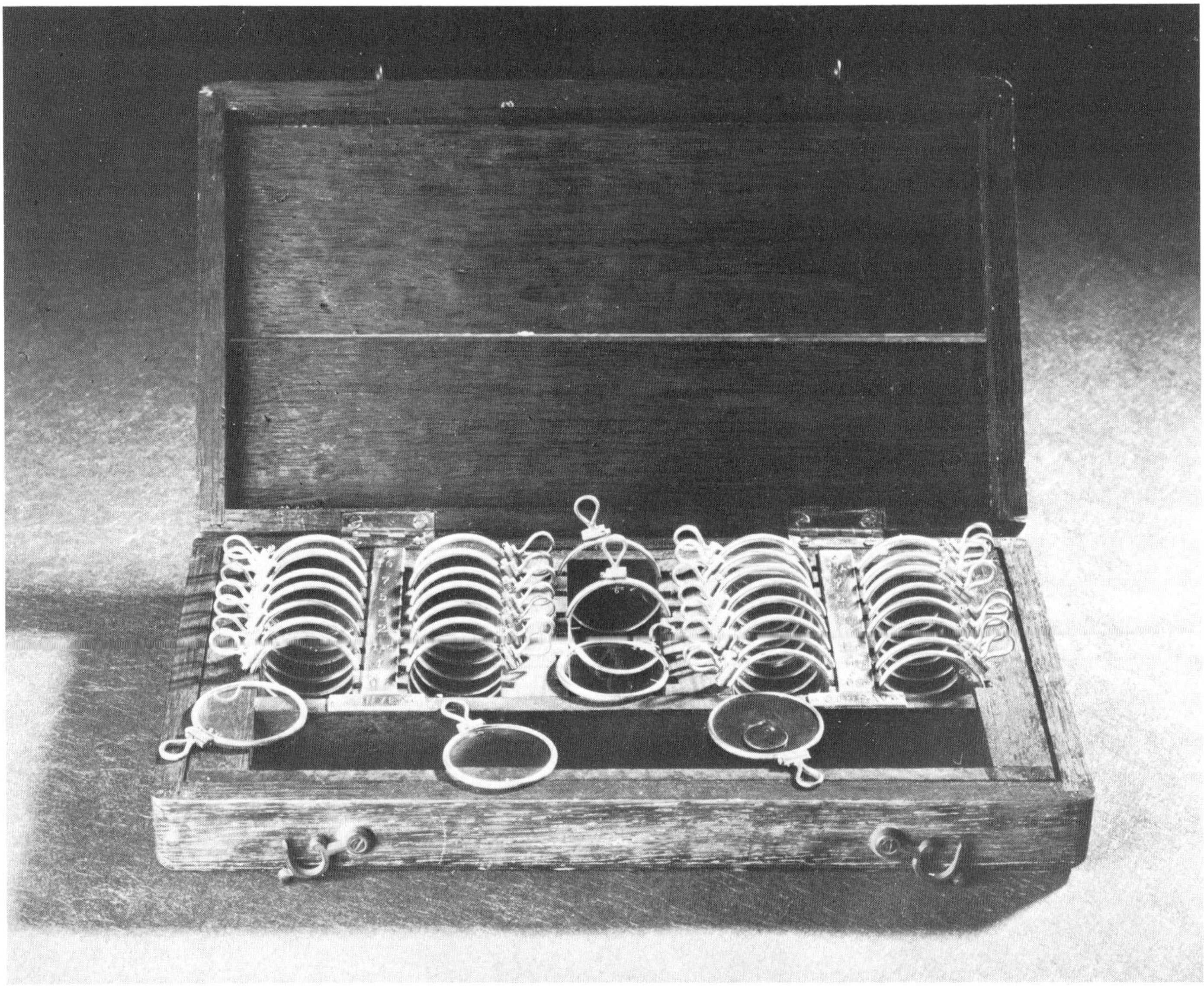

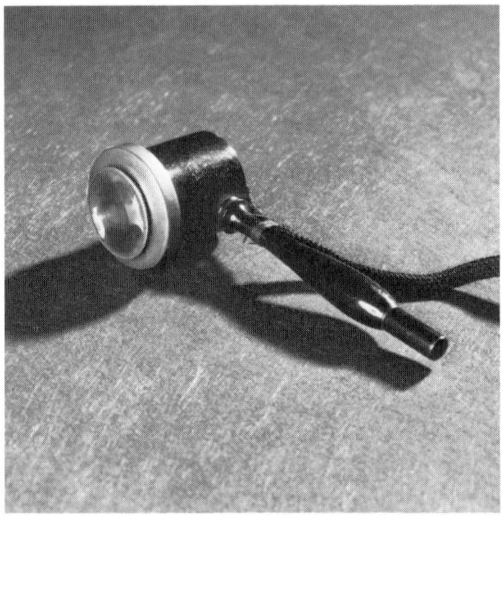

Elektrische Augenlampe von Ernst Fuchs.

Electrical ophthalmic lamp by Ernst Fuchs.

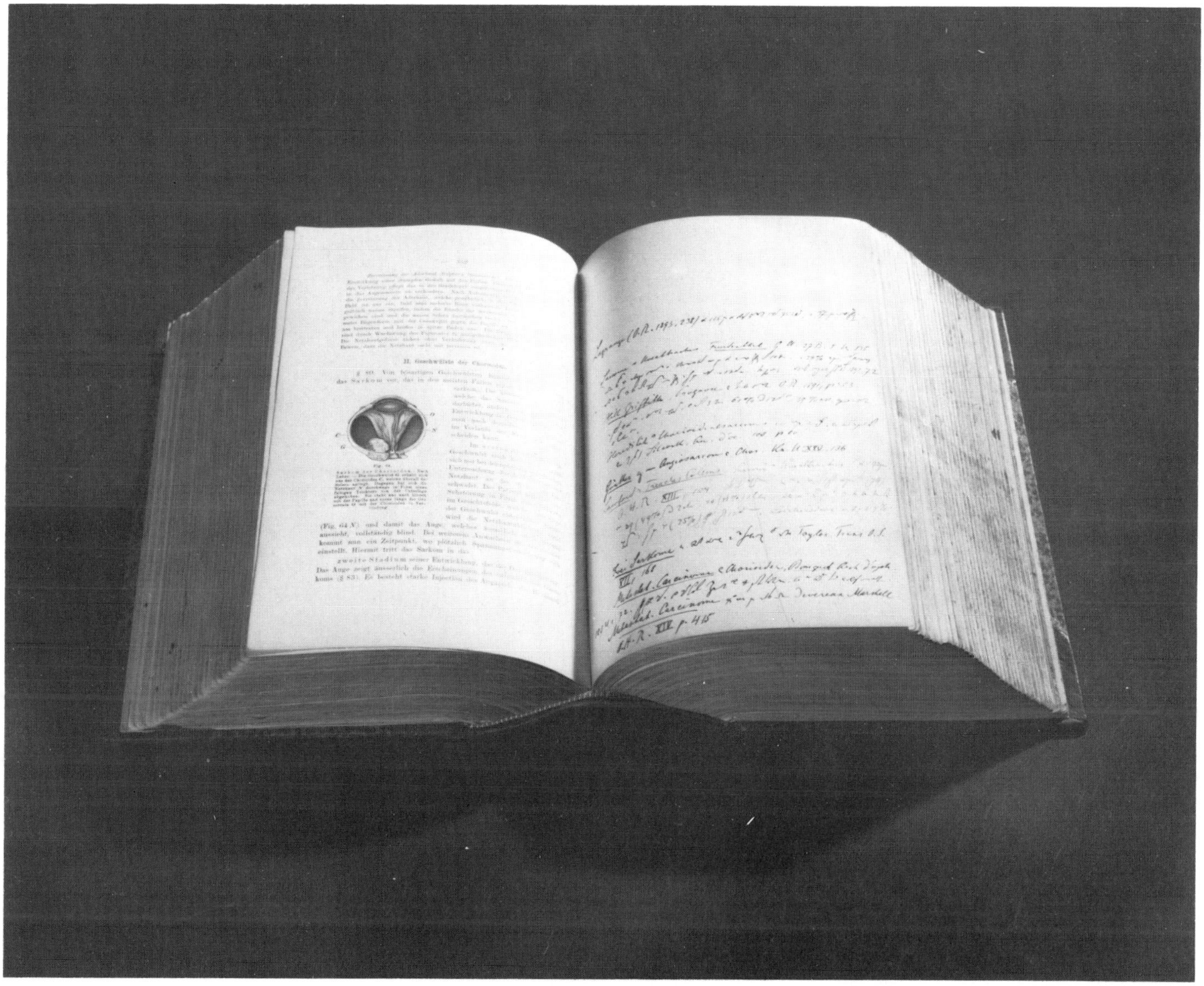

Lehrbuch der Augenheilkunde von Ernst Fuchs. Leipzig, Wien 1889. Die erste Auflage ließ Fuchs zusammen mit leeren Blättern binden, um jeweils für spätere Drucke Korrekturen und Ergänzungen anbringen zu können.

Textbook of Opthalmology by Ernst Fuchs, Leipzig and Vienna, 1889. Fuchs had the first edition of this work bound with empty pages in between so that he would be able to make corrections and addenda for future editions.

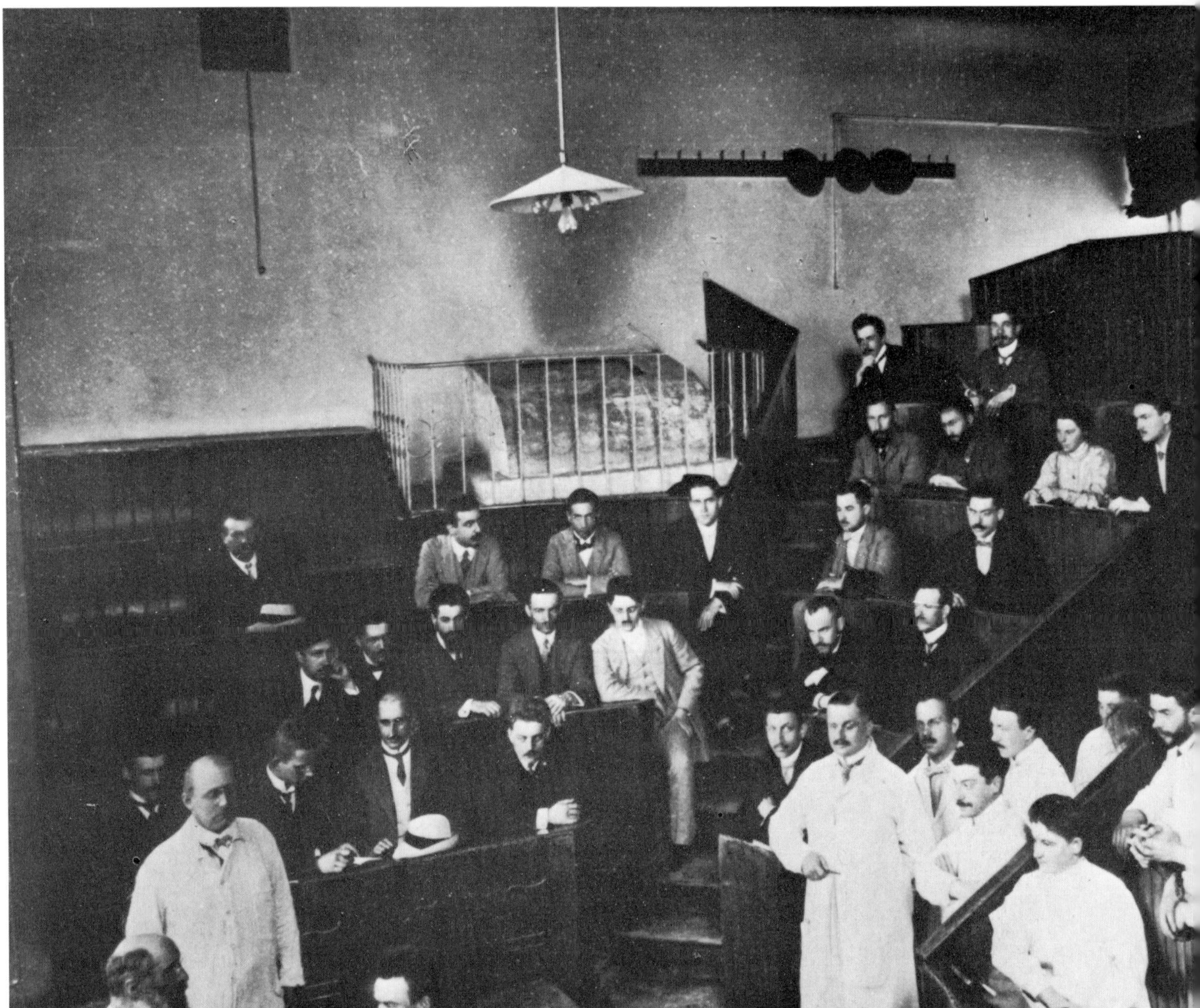

Ernst Fuchs bei einem Fortbildungskurs im Hörsaal der II. Universitäts-Augenklinik.

Ernst Fuchs during a postgraduate course in the lecture hall of the Second University Clinic of Ophthalmology.

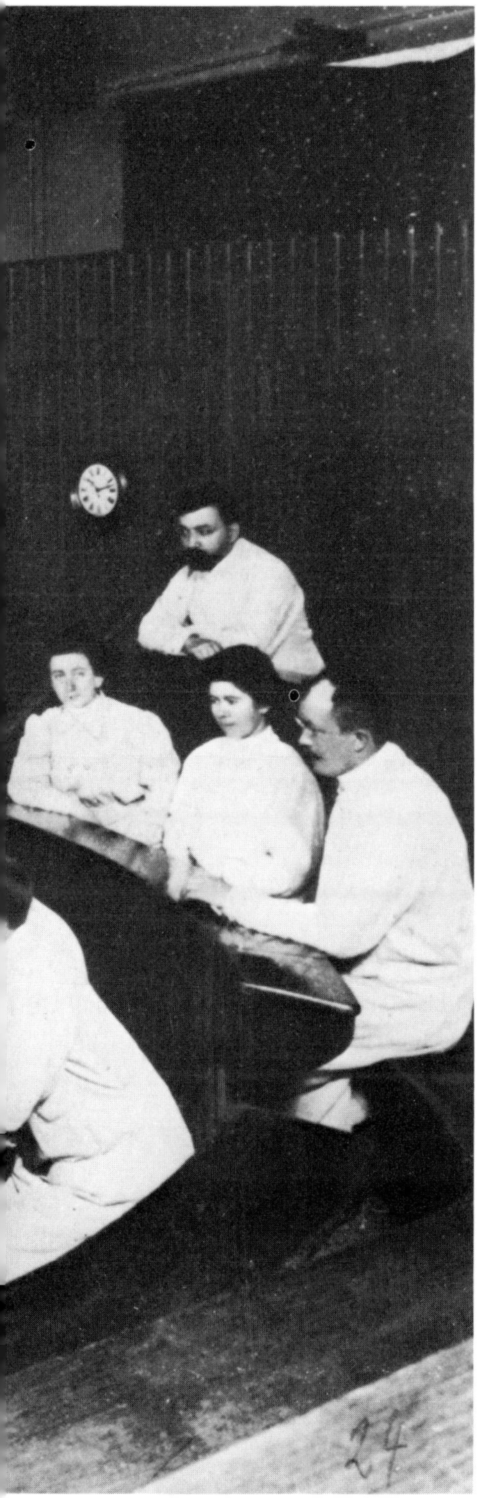

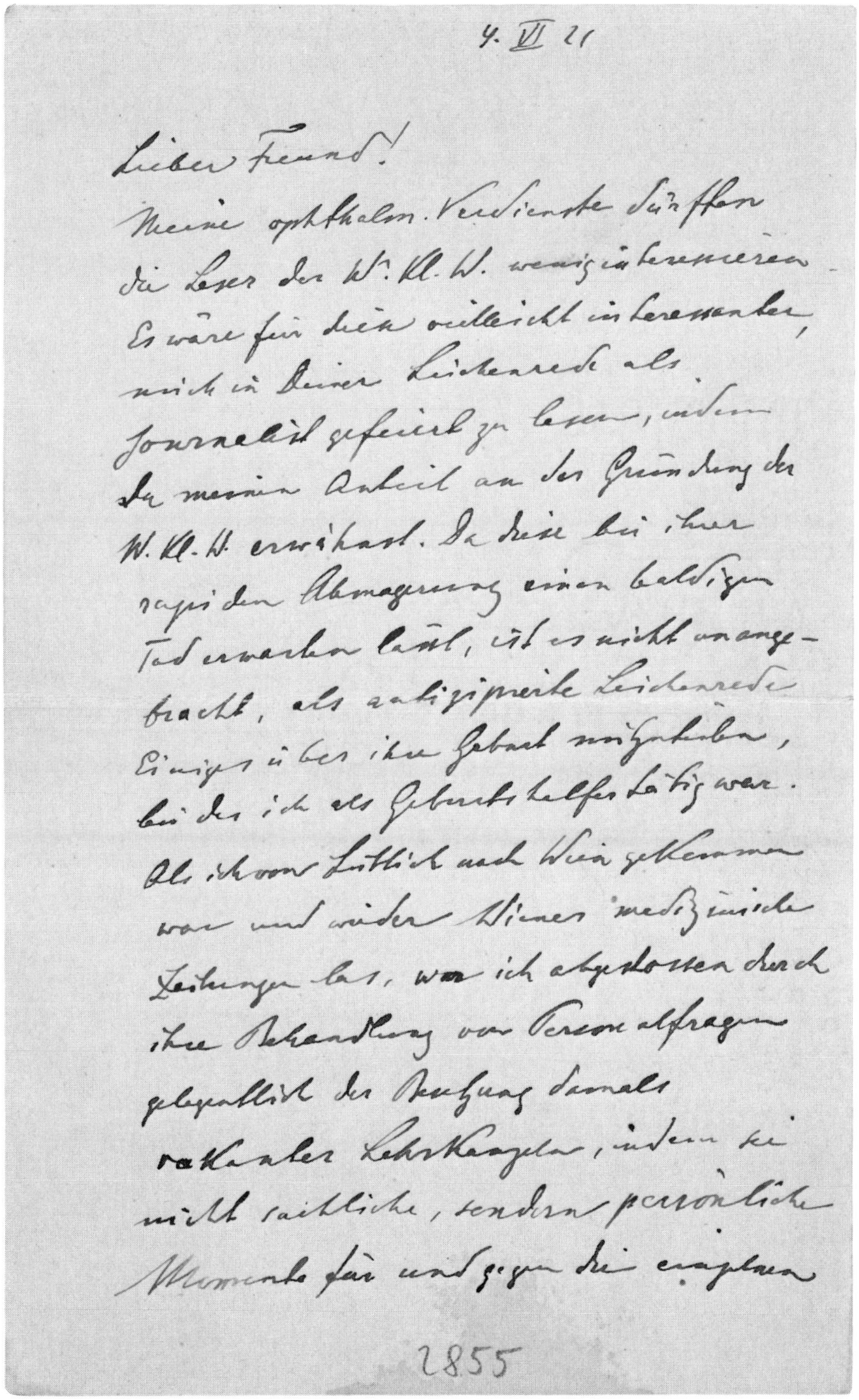

4. VI 21

Lieber Freund!
Meine ophthalm. Verdienste dürften
die Leser der W. kl. W. wenig interessieren.
Es wäre für mich vielleicht interessanter,
mich in Deiner Leichenrede als
Journalist gefeiert zu lesen, indem
du meinen Anteil an der Gründung der
W. kl. W. erwähnst. Da diese bei ihrer
rapiden Abmagerung einen baldigen
Tod erwarten läßt, ist es nicht unange-
bracht, als antizipierte Leichenrede
Einiges über ihre Geburt mitzuteilen,
bei der ich als Geburtshelfer tätig war.
Als ich von Lüttich nach Wien gekommen
war und wieder Wiener medizinische
Zeitungen las, war ich abgestoßen durch
ihre Behandlung von Personalfragen
gelegentlich der Besetzung damals
vakanter Lehrkanzeln, indem sie
nicht sachliche, sondern persönliche
Momente für und gegen die einzelnen

2855

Brief von Ernst Fuchs an Julius Wagner-Jauregg (1857–1940) vom 4. 6. 1921, betreffend die Gründung der Wiener klinischen Wochenschrift.

Letter by Ernst Fuchs to Julius Wagner-Jauregg (1857–1940) concerning the foundation of the "Wiener klinische Wochenschrift", dated June 4, 1921.

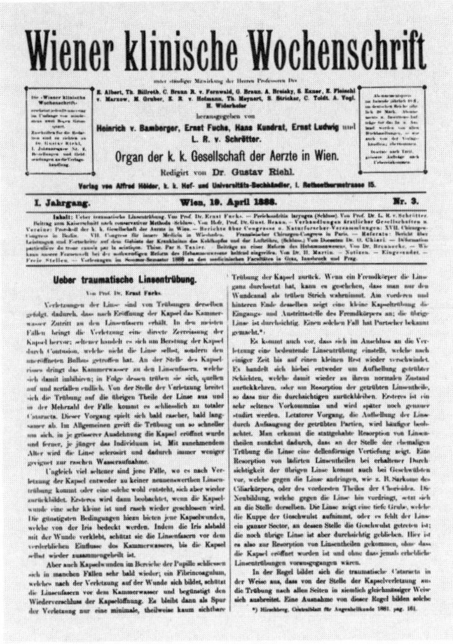

Wiener klinische Wochenschrift

herausgegeben von Heinrich v. Bamberger, Ernst Fuchs, Hans Kundrat, Ernst Ludwig und L. R. v. Schrötter.

Organ der k. k. Gesellschaft der Aerzte in Wien.

Redigirt von Dr. Gustav Riehl.

I. Jahrgang. Wien, 19. April 1888. Nr. 3.

Ueber traumatische Linsentrübung.

Von Prof. Dr. Ernst Fuchs.

Im ersten Jahrgang der Wiener klinischen Wochenschrift veröffentlichte Publikation von Ernst Fuchs.

Publication of Ernst Fuchs in the first volume of the "Wiener klinische Wochenschrift".

Rechte Seite: Ernst Fuchs zur Zeit seines Wiener Ordinariates.

Opposite page: Ernst Fuchs during his chairmanship in Vienna.

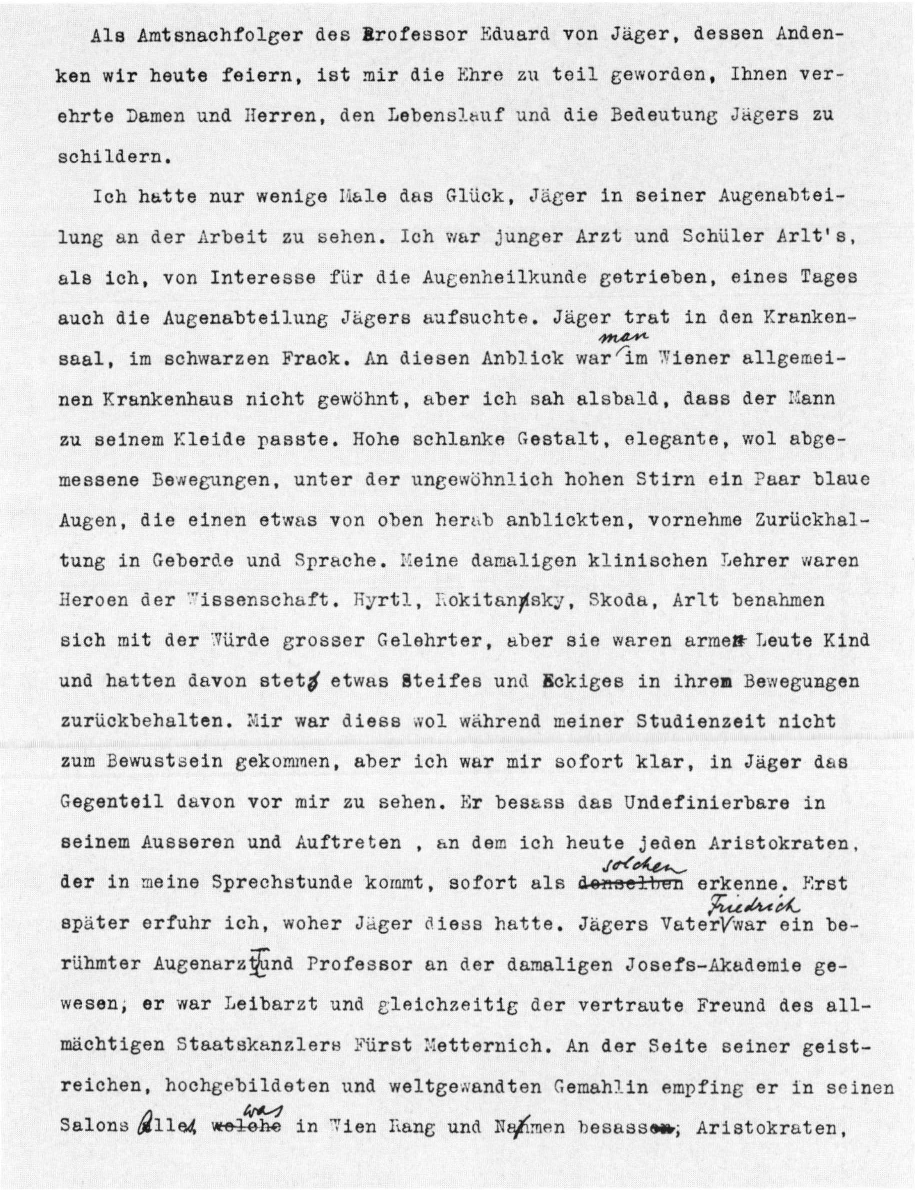

Als Amtsnachfolger des Professor Eduard von Jäger, dessen Andenken wir heute feiern, ist mir die Ehre zu teil geworden, Ihnen verehrte Damen und Herren, den Lebenslauf und die Bedeutung Jägers zu schildern.

Ich hatte nur wenige Male das Glück, Jäger in seiner Augenabteilung an der Arbeit zu sehen. Ich war junger Arzt und Schüler Arlt's, als ich, von Interesse für die Augenheilkunde getrieben, eines Tages auch die Augenabteilung Jägers aufsuchte. Jäger trat in den Krankensaal, im schwarzen Frack. An diesen Anblick war man im Wiener allgemeinen Krankenhaus nicht gewöhnt, aber ich sah alsbald, dass der Mann zu seinem Kleide passte. Hohe schlanke Gestalt, elegante, wol abgemessene Bewegungen, unter der ungewöhnlich hohen Stirn ein Paar blaue Augen, die einen etwas von oben herab anblickten, vornehme Zurückhaltung in Geberde und Sprache. Meine damaligen klinischen Lehrer waren Heroen der Wissenschaft. Hyrtl, Rokitansky, Skoda, Arlt benahmen sich mit der Würde grosser Gelehrter, aber sie waren armer Leute Kind und hatten davon stets etwas Steifes und Eckiges in ihren Bewegungen zurückbehalten. Mir war diess wol während meiner Studienzeit nicht zum Bewustsein gekommen, aber ich war mir sofort klar, in Jäger das Gegenteil davon vor mir zu sehen. Er besass das Undefinierbare in seinem Ausseren und Auftreten, an dem ich heute jeden Aristokraten, der in meine Sprechstunde kommt, sofort als ~~denselben~~ solchen erkenne. Erst später erfuhr ich, woher Jäger diess hatte. Jägers Vater Friedrich war ein berühmter Augenarzt und Professor an der damaligen Josefs-Akademie gewesen; er war Leibarzt und gleichzeitig der vertraute Freund des allmächtigen Staatskanzlers Fürst Metternich. An der Seite seiner geistreichen, hochgebildeten und weltgewandten Gemahlin empfing er in seinen Salons alles, ~~welche~~ was in Wien Rang und Namen besass; Aristokraten,

Ungedrucktes Manuskript der Rede, die Ernst Fuchs anläßlich der Aufstellung des Denkmales von Eduard Jaeger in den Arkaden der Universität Wien am 28. 2. 1910 gehalten hat. (Privatbesitz.)

Unpublished typoscript of the speech held by Ernst Fuchs on the occasion of the unveiling of the Jaeger Monument in the arcade of the university on February 28, 1910. (Privately owned.)

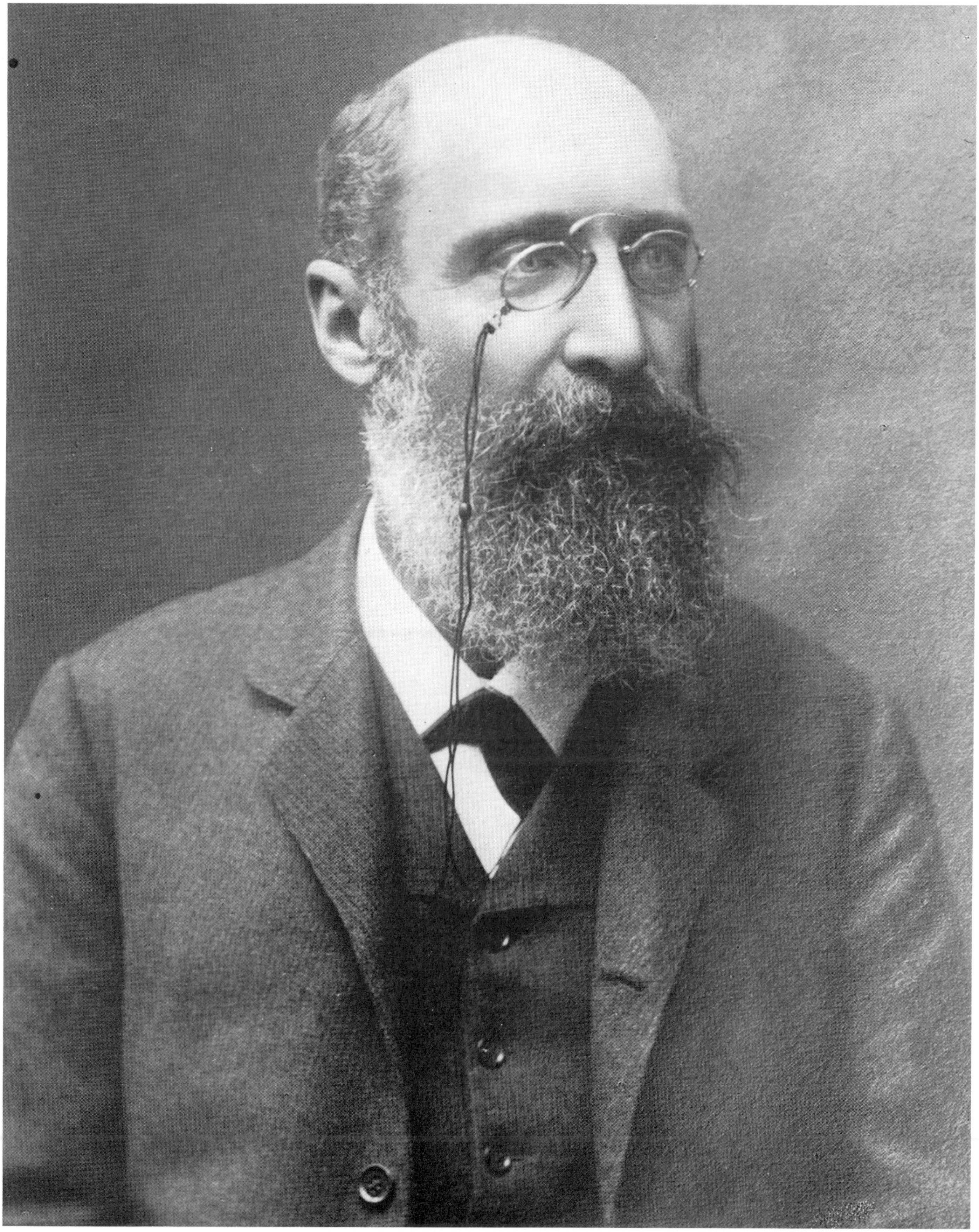

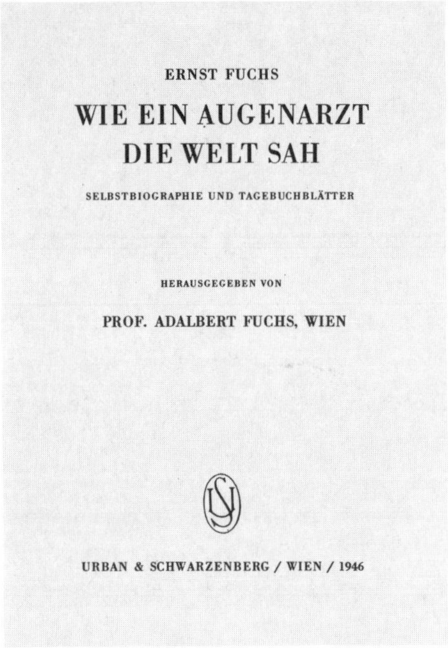
ERNST FUCHS

WIE EIN AUGENARZT
DIE WELT SAH

SELBSTBIOGRAPHIE UND TAGEBUCHBLÄTTER

HERAUSGEGEBEN VON

PROF. ADALBERT FUCHS, WIEN

URBAN & SCHWARZENBERG / WIEN / 1946

Selbstbiographie von Ernst Fuchs, herausgegeben von seinem Sohn Adalbert Fuchs (1887–1974).

Title page of the autobiography of Ernst Fuchs, published by his son Adalbert Fuchs (1887–1974).

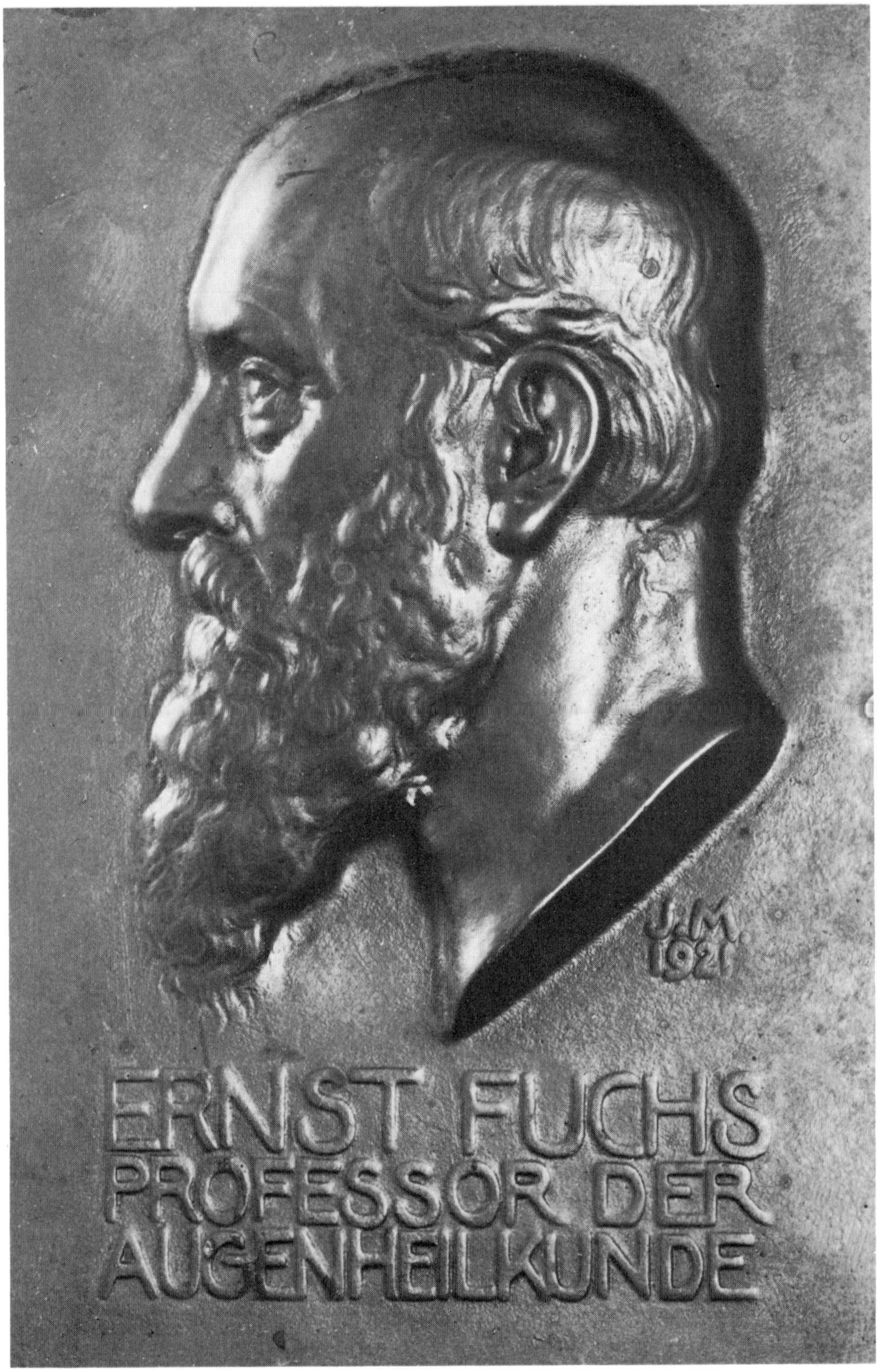

Bronzeplakette mit dem Bildnis von Ernst Fuchs anläßlich seines 70. Geburtstages.

Bronze plaque with Fuchs's portrait in commemoration of his 70th birthday.

DER AUGENSPIEGEL

UND

DIE OPHTHALMOSKOPISCHE DIAGNOSTIK.

VON

(riedrich)

DR. F. DIMMER

DOCENT AN DER WIENER UNIVERSITÄT UND ASSISTENT AN DER KLINIK DES PROF. FUCHS.

MIT 73 ABBILDUNGEN IM TEXT.

LEIPZIG UND WIEN.
TOEPLITZ & DEUTICKE.
1887.

Die ophthalmoskopischen

Lichtreflexe der Netzhaut.

Nebst Beiträgen zur normalen Anatomie der Netzhaut.

Von

DR. FRIEDRICH DIMMER,

Docent für Augenheilkunde an der Wiener Universität.

Mit 36 Abbildungen im Text und 1 Tafel.

LEIPZIG UND WIEN.
FRANZ DEUTICKE.
1891.

Der Schwager und Nachfolger von Fuchs im Lehramt war Friedrich Dimmer. Er war Schüler von Arlt, Jaeger und Fuchs. In seiner Monographie „Der Augenspiegel und die ophthalmoskopische Diagnostik", 1887, verwies er auf den Jaegerschen Handatlas, „der von keinem anderen annähernd erreicht, viel weniger übertroffen wurde". 1891 legte er eine Arbeit über die Lichtreflexe der Netzhaut vor.

Friedrich Dimmer, the brother-in-law and successor of Fuchs at the Second University Clinic of Ophthalmology, was a student of Arlt, Jaeger and Fuchs. In his monograph "Der Augenspiegel und die ophthalmoskopische Diagnostik" (Ophthalmoscope and Ophthalmoscopic Diagnosis), (1887) Dimmer refers to Jaeger's Ophthalmoscopical Atlas as a work "the standard of which was reached by no one, let alone surpassed". In 1891 Dimmer published a work on the light reflexes of the retina.

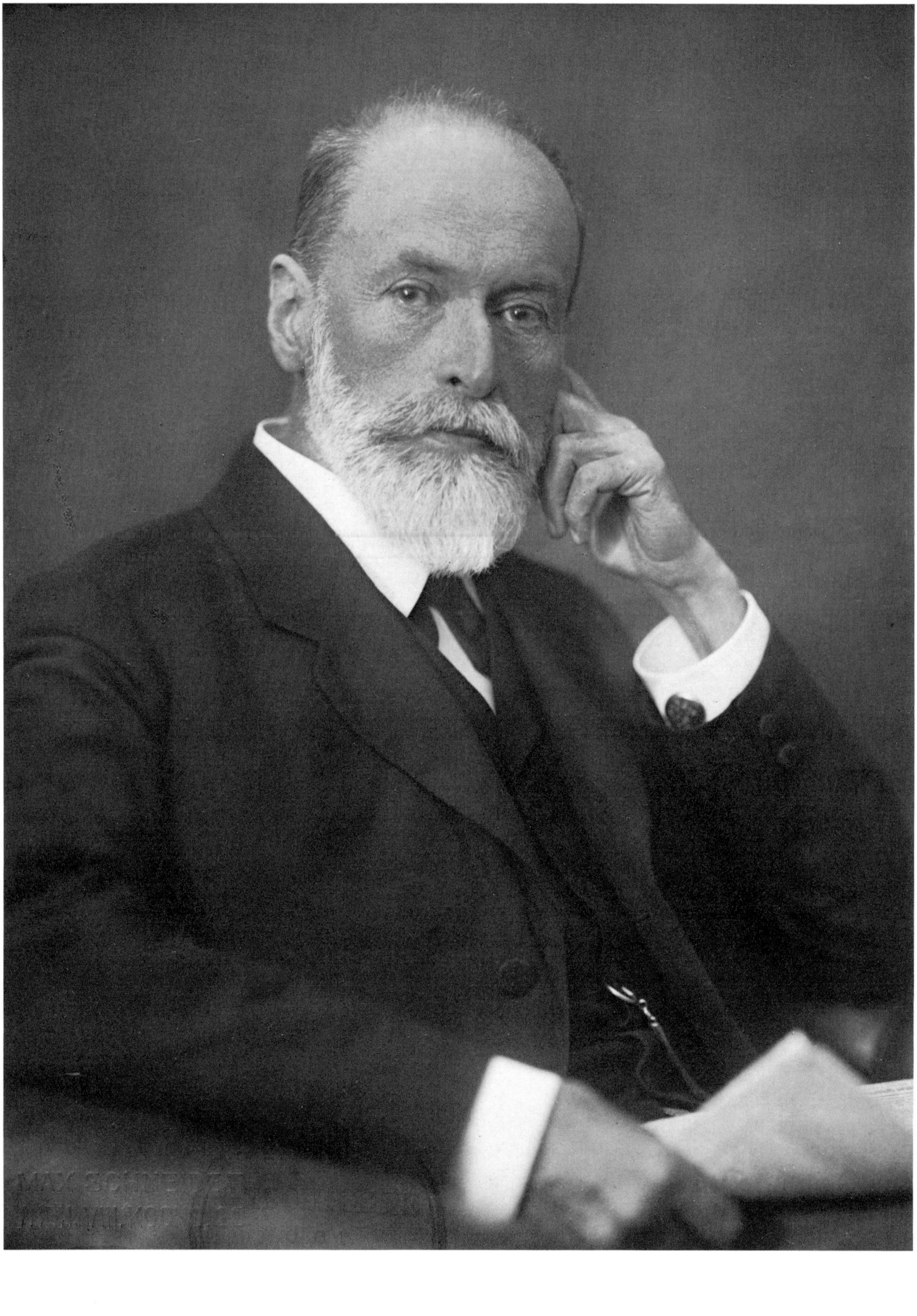

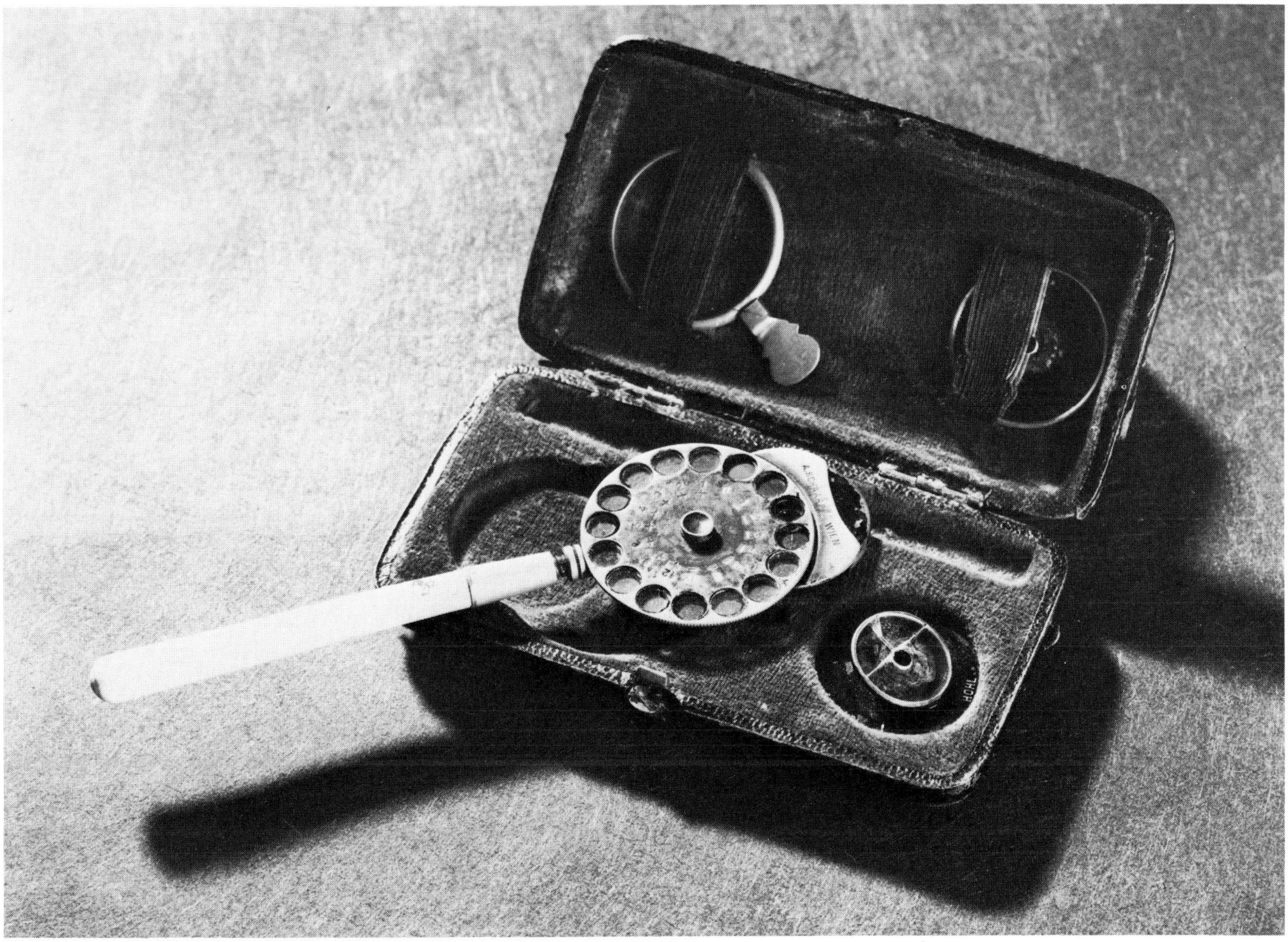

Linke Seite: Friedrich Dimmer (1855–1926), 1895–1900 Vorstand der Universitäts-Augenklinik in Innsbruck; 1900–1910 Vorstand der Universitäts-Augenklinik in Graz; 1910–1915 Vorstand der I. Universitäts-Augenklinik in Wien; 1916–1926 Vorstand der II. Universitäts-Augenklinik in Wien.

Opposite page: Friedrich Dimmer (1855–1926). Chairman of the University Clinic of Ophthalmology in Innsbruck from 1895 to 1900; Chairman of the University Clinic of Ophthalmology in Graz from 1900 to 1910; Chairman of the First University Clinic of Ophthalmology in Vienna from 1910 to 1915; Chairman of the Second University Clinic of Ophthalmology from 1916 to 1926.

Augenspiegel nach Dimmer, mit Rekoß-Scheibe, Ersatzspiegel und Lupe.

Ophthalmoscope according to Dimmer.

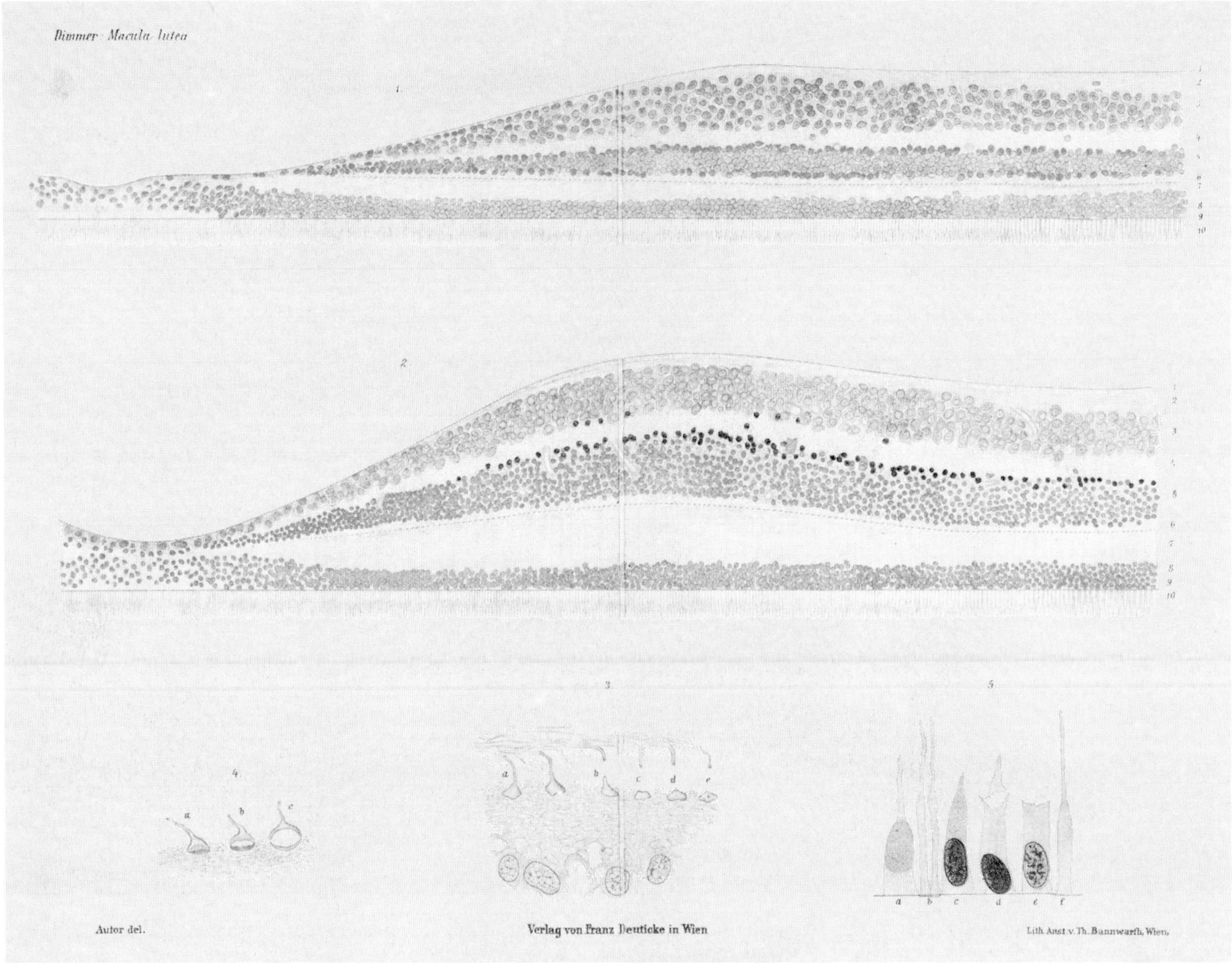

Die Erforschung der Anatomie und Physiologie der Macula lutea durch Dimmer führt 1894 zu dieser Publikation.

Dimmer's research on the anatomy and physiology of the macula lutea led to this publication in 1894.

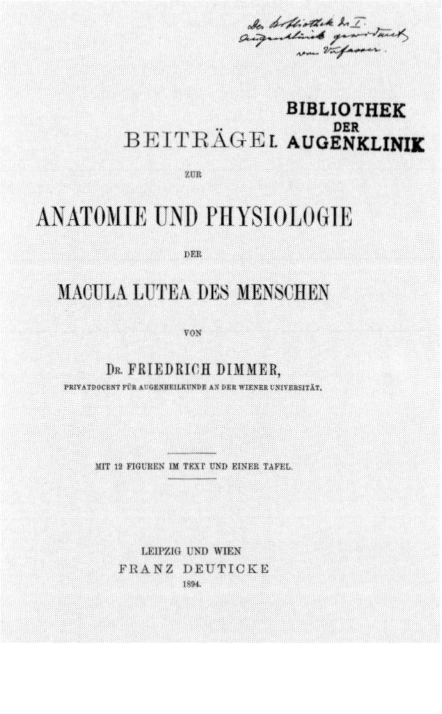

Der Bibliothek der I. Augenklinik gewidmet vom Verfasser.

BEITRÄGE

ZUR

ANATOMIE UND PHYSIOLOGIE

DER

MACULA LUTEA DES MENSCHEN

VON

DR. FRIEDRICH DIMMER,

PRIVATDOCENT FÜR AUGENHEILKUNDE AN DER WIENER UNIVERSITÄT.

MIT 12 FIGUREN IM TEXT UND EINER TAFEL.

LEIPZIG UND WIEN

FRANZ DEUTICKE

1894.

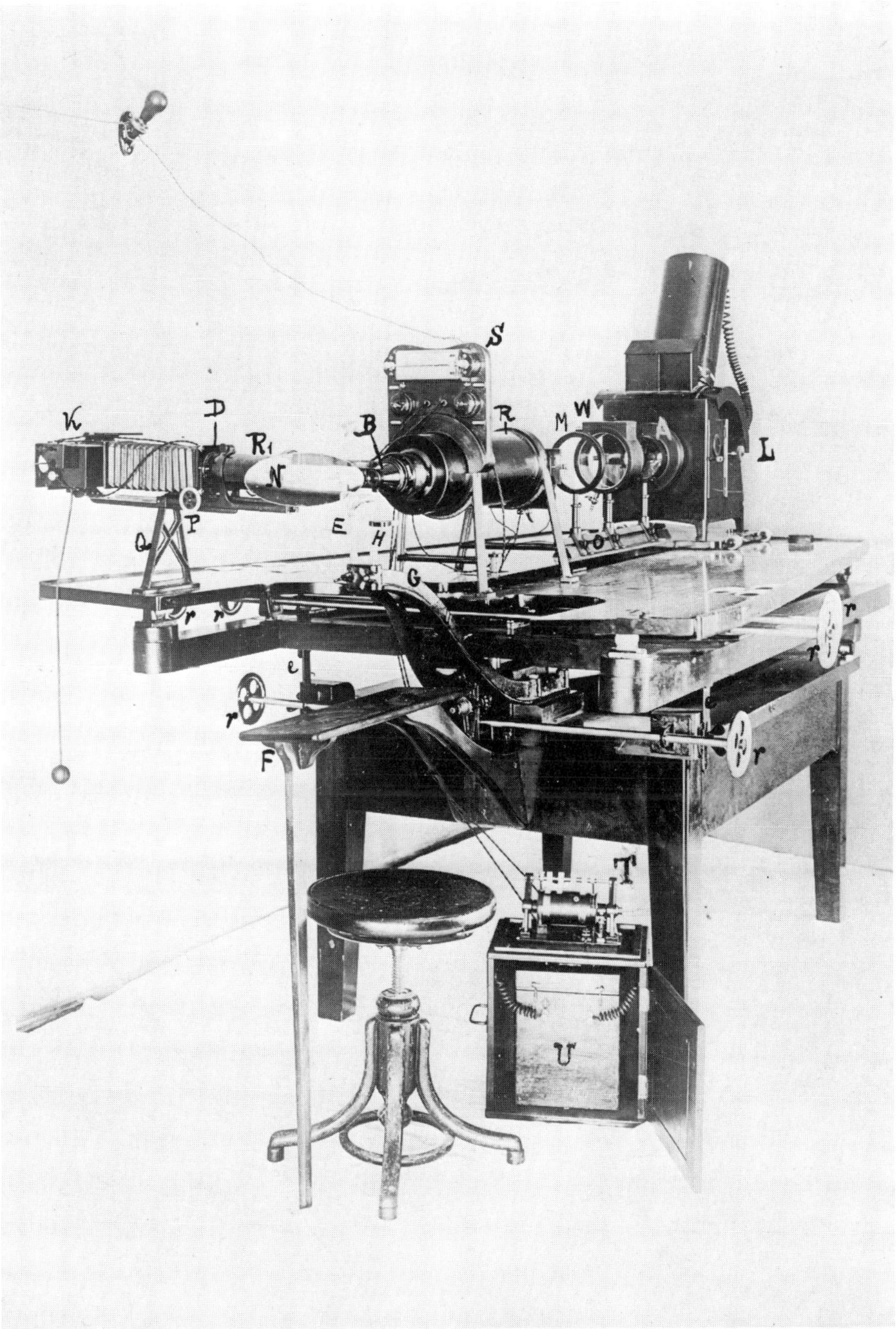

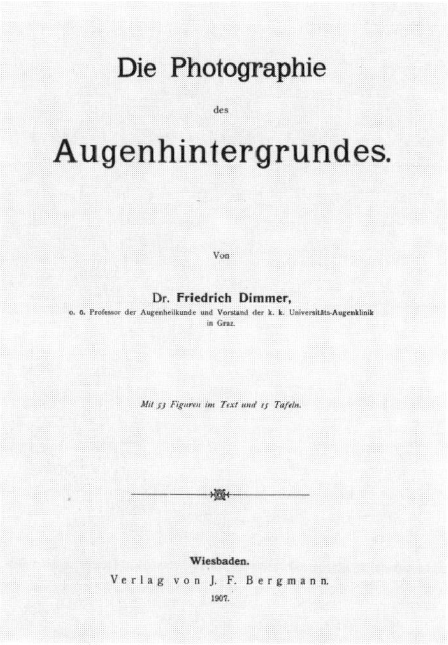

Die Photographie

des

Augenhintergrundes.

Von

Dr. Friedrich Dimmer,

o. ö. Professor der Augenheilkunde und Vorstand der k. k. Universitäts-Augenklinik in Graz.

Mit 53 Figuren im Text und 15 Tafeln.

Wiesbaden.

Verlag von J. F. Bergmann.

1907.

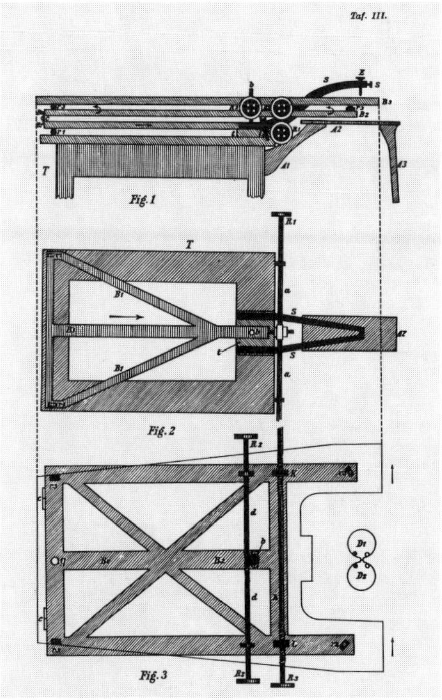

Links: Apparat zur Photographie des Augenhintergrundes samt Nebenapparaten, gesehen von der Seite, auf der der Patient zu sitzen kommt, eingestellt für die Aufnahme des rechten Auges.

Left: Apparatus for reflex-free photography of the fundus of the eye seen from the side where the patient is placed. The apparatus is adjusted for taking pictures of the right eye.

Rechts: Publikation Dimmers zur Photographie des Augenhintergrundes (oben). Schematische Darstellung der von Friedrich Dimmer angegebenen „Vorrichtung zur Fixation des Kopfes“ (unten).

Right: Publication on the photography of the fundus of the eye (above) and schematic portrayal of Dimmer's "Device for the fixation of the head" (below).

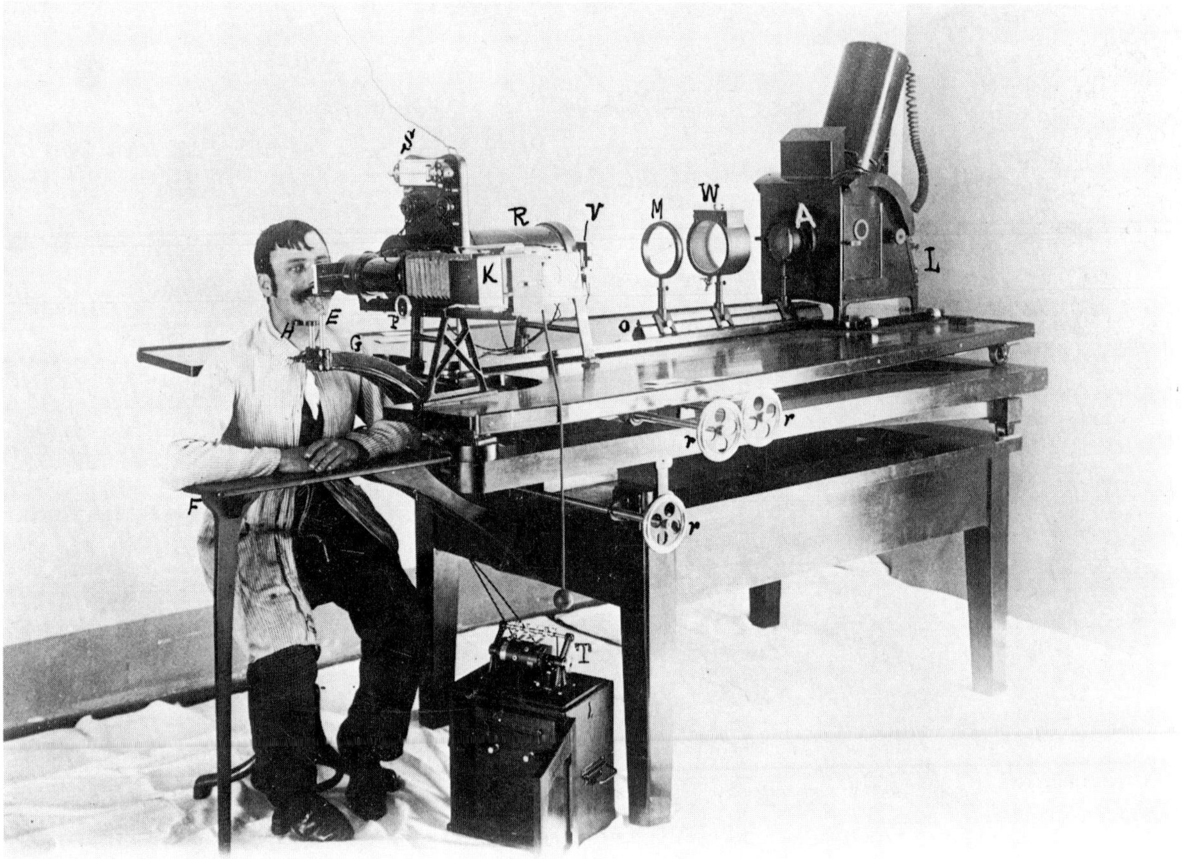
S
R
V
M
W
A
K
L
E
P
H
G
O
F
r
r
r
T

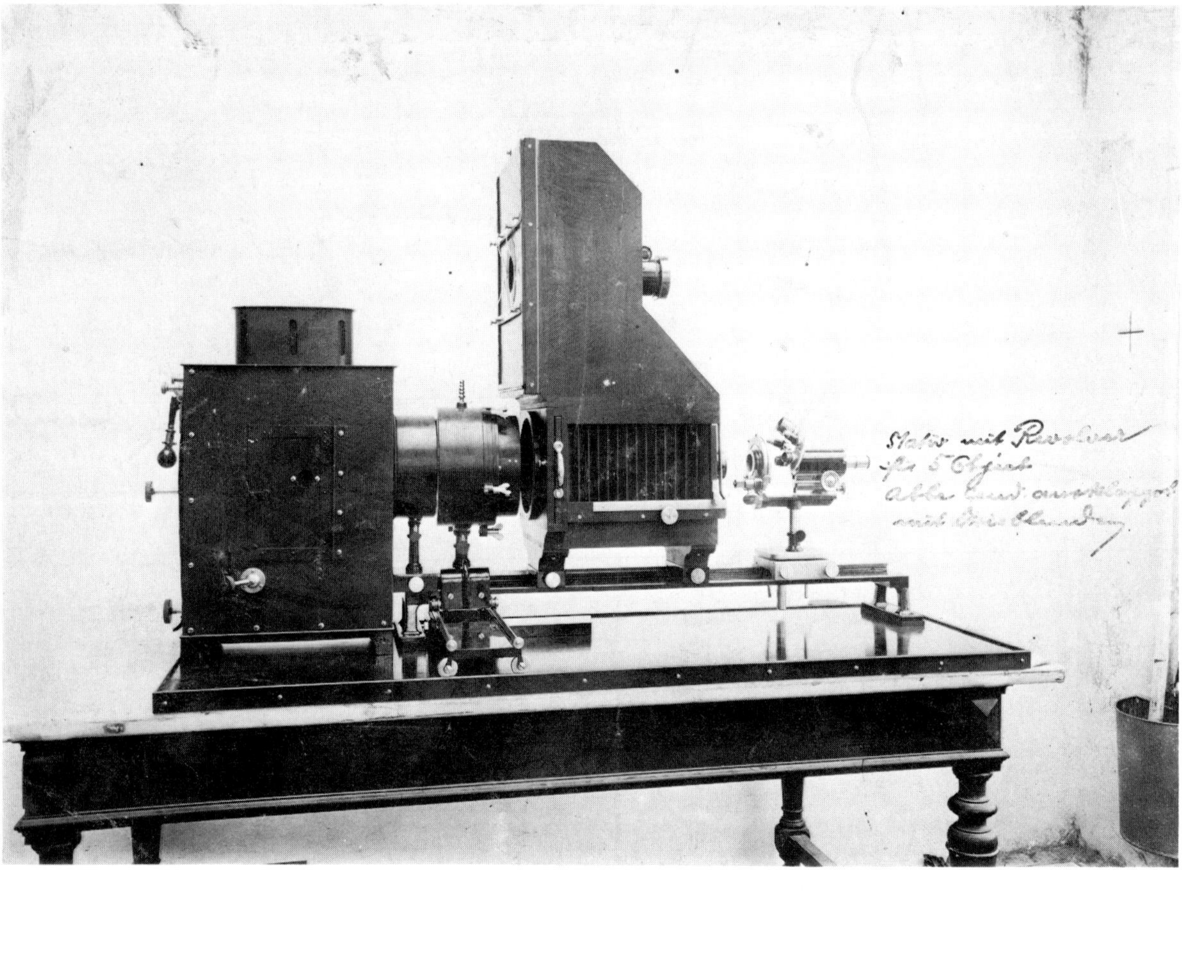
Stativ mit Revolver
für 5 Objekt

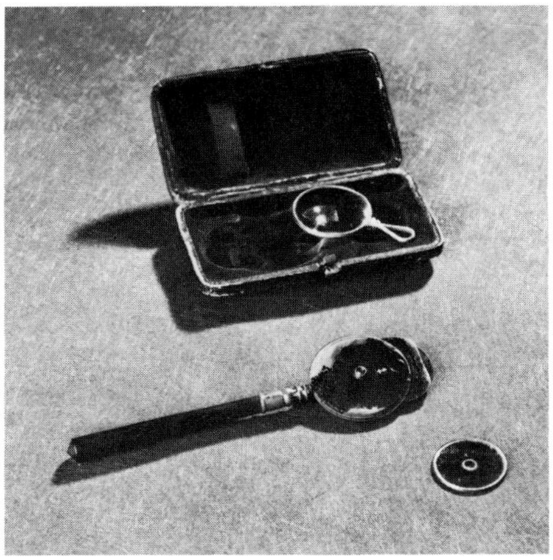

Weiterer Augenspiegel aus dem Besitz Friedrich Dimmers.

Another ophthalmoscope belonging to Friedrich Dimmer.

Linke Seite: Apparate zur Photographie des Augenhintergrundes von der Seite des Arztes. Am oberen Bild Einstellung zur Photographie des linken Auges.

Opposite page: Apparatus for taking photographs of the ocular fundus as seen from the ophthalmologist's side (above). The apparatus is adjusted for taking pictures of the left eye.

Separatabdruck aus der Wiener klinischen Wochenschrift
1918, Nr. 4.

Zur Reform des medizinischen Unterrichtes.

Von Prof. **F. Dimmer.**

Daß der Unterricht an unseren medizinischen Fakultäten reformbedürftig ist, wird allgemein anerkannt und die Gründe dafür sind wiederholt, so in letzter Zeit in diesen Blättern von Alex. Fraenkel, anderwärts von Tandler und v. Jaksch dargelegt worden. Dennoch läßt sich ein Reformvorschlag, den die folgenden Zeilen enthalten sollen, nicht vorbringen, ohne abermals auf die sich gegenwärtig geltend machenden Uebelstände einzugehen. Diese bestehen vor allem in der ungenügenden praktischen Ausbildung der Mediziner. Ferner erblickt man einen schweren Fehler darin, daß die Studierenden in theoretischer Richtung nicht ausreichend vorgebildet an das Studium der praktischen Fächer herangehen, was zum Teil auf die mangelhaften Resultate des Mittelschulunterrichtes zurückzuführen ist. In engem Zusammenhange mit dem Unterricht steht das Prüfungswesen, bei dem ebenfalls gewisse Schäden zu beseitigen sind.

Bei der Betrachtung der Nachteile des gegenwärtigen Systems ergeben sich folgende einzelne Punkte, die als Richtschnur für die Reformbestrebungen zu dienen haben. Unter den jetzigen Verhältnissen ist der Student durch die Einrichtung der Prüfungen, zum Teil durch die Art, wie diese Einrichtung gehandhabt wird, durch längere Zeitperioden vom Besuche der laufenden Vorlesungen und vom fortgesetzten, diesen folgenden Studium abgehalten. Es ist nicht zu verlangen, daß ein Prüfungskandidat, dem die Prüfung nicht selten als Schreckbild vorschwebt, noch die Sammlung und die Muße haben soll, sich anderen Disziplinen zu widmen. Darum muß die Parole sein: Hinaus mit den Prüfungen aus allen Studiensemestern, wenn wir als solche jene Semester bezeichnen, in denen die eigentlichen Vorlesungen zu hören und die mit ihnen in Verbindung stehenden praktischen Uebungen zu frequentieren sind. Es darf keine Möglichkeit geben, daß die Studenten, wie jetzt, am Schlusse des vierten und zehnten Semesters Prüfungen ablegen können. Dies hat zur Folge, daß man entweder alle Rigorosen nach Schluß des Studienganges ansetzen muß oder daß ein Semester zur Ablegung des ersten Rigorosums fast völlig freizugeben ist.

Die jetzt übliche Auslegung der Lernfreiheit gestattet es dem Studierenden, sich den Besuch der Vorlesungen in einer Weise einzurichten, welche nicht zur Erreichung des Lehrzieles

Am Ende des Ersten Weltkrieges beschäftigte sich Dimmer mit Fragen des medizinischen Unterrichtes, wie es 1867 auch Eduard Jaeger getan hatte.

At the end of World War One Dimmer occupied himself with questions of medical education similar to Eduard Jaeger in 1867.

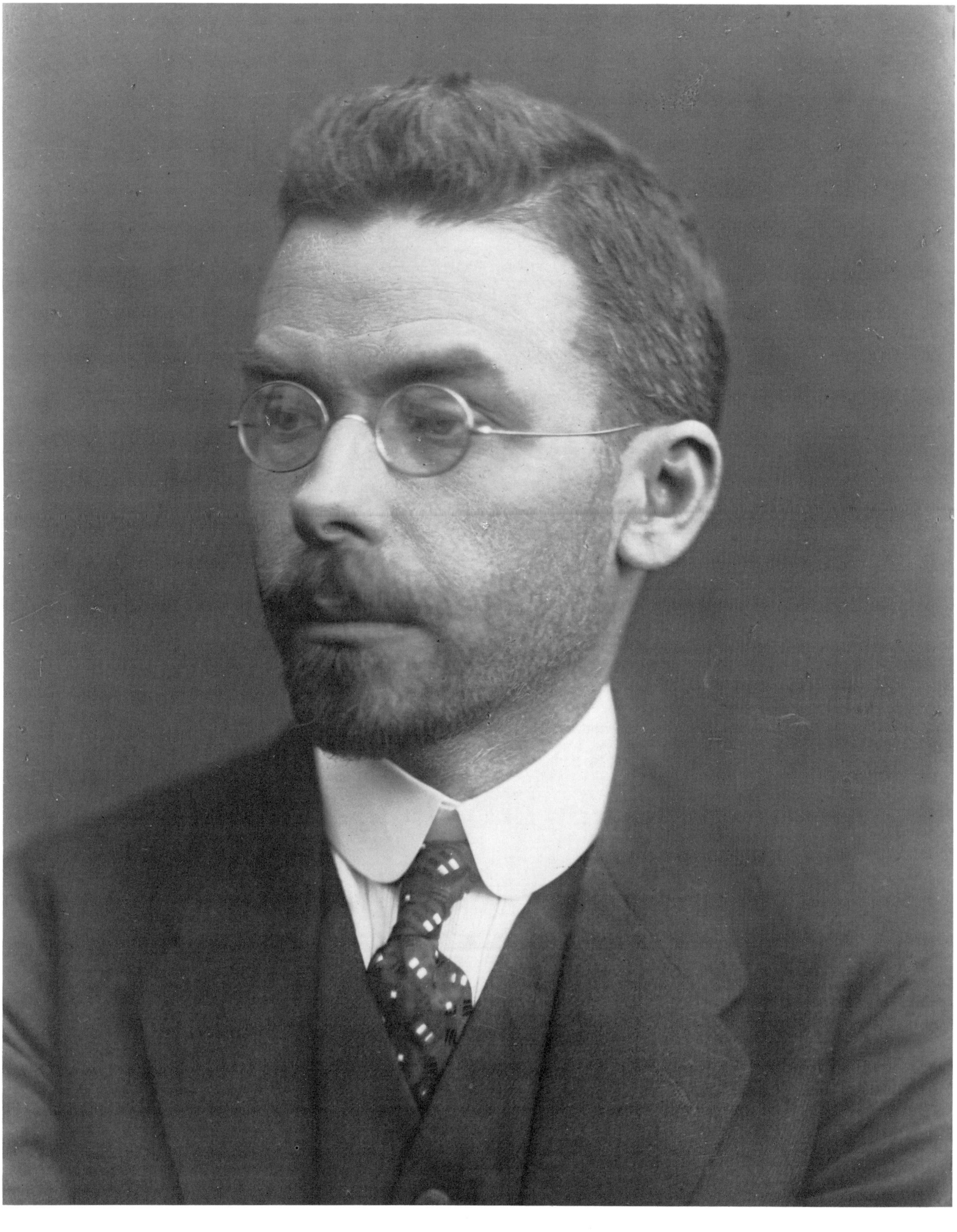

Linke Seite: Karl David Lindner (1883–1961) in jungen Jahren.

Opposite page: Karl David Lindner (1883–1961) during his younger years.

Rechts oben und unten: Von Lindner handschriftlich signierte Präparatbilder von Pneumo- und Gonokokken.

Above right and below: Pictures of specimen of Pneumo- and Gonococci designated in Lindner's own handwriting.

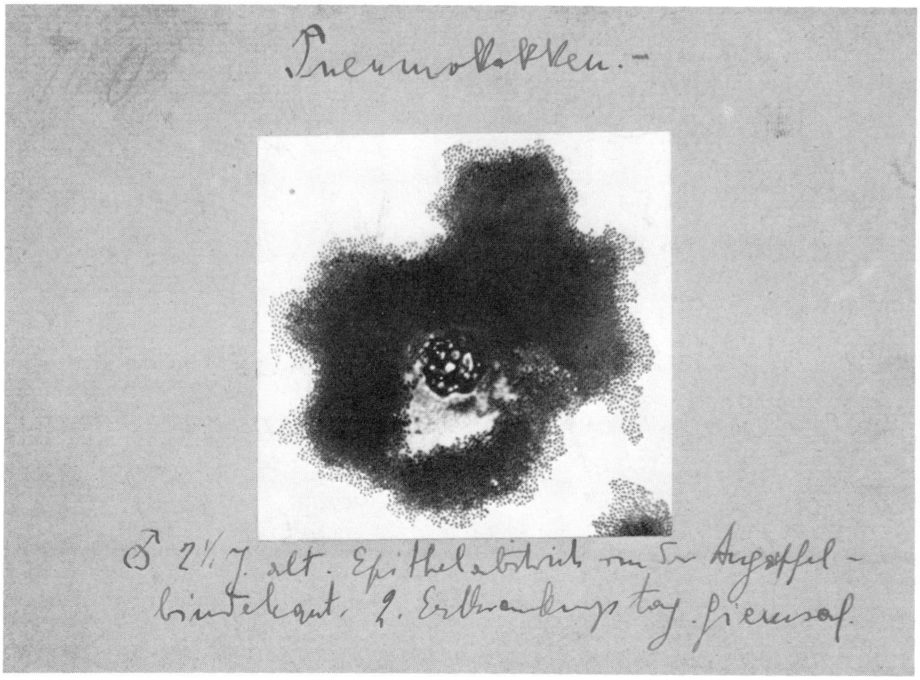

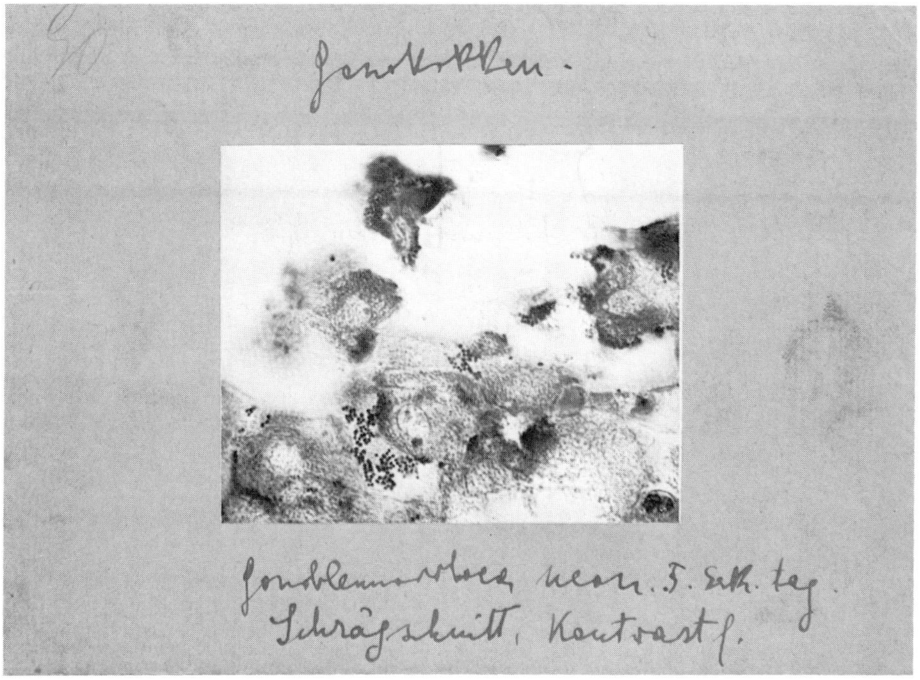

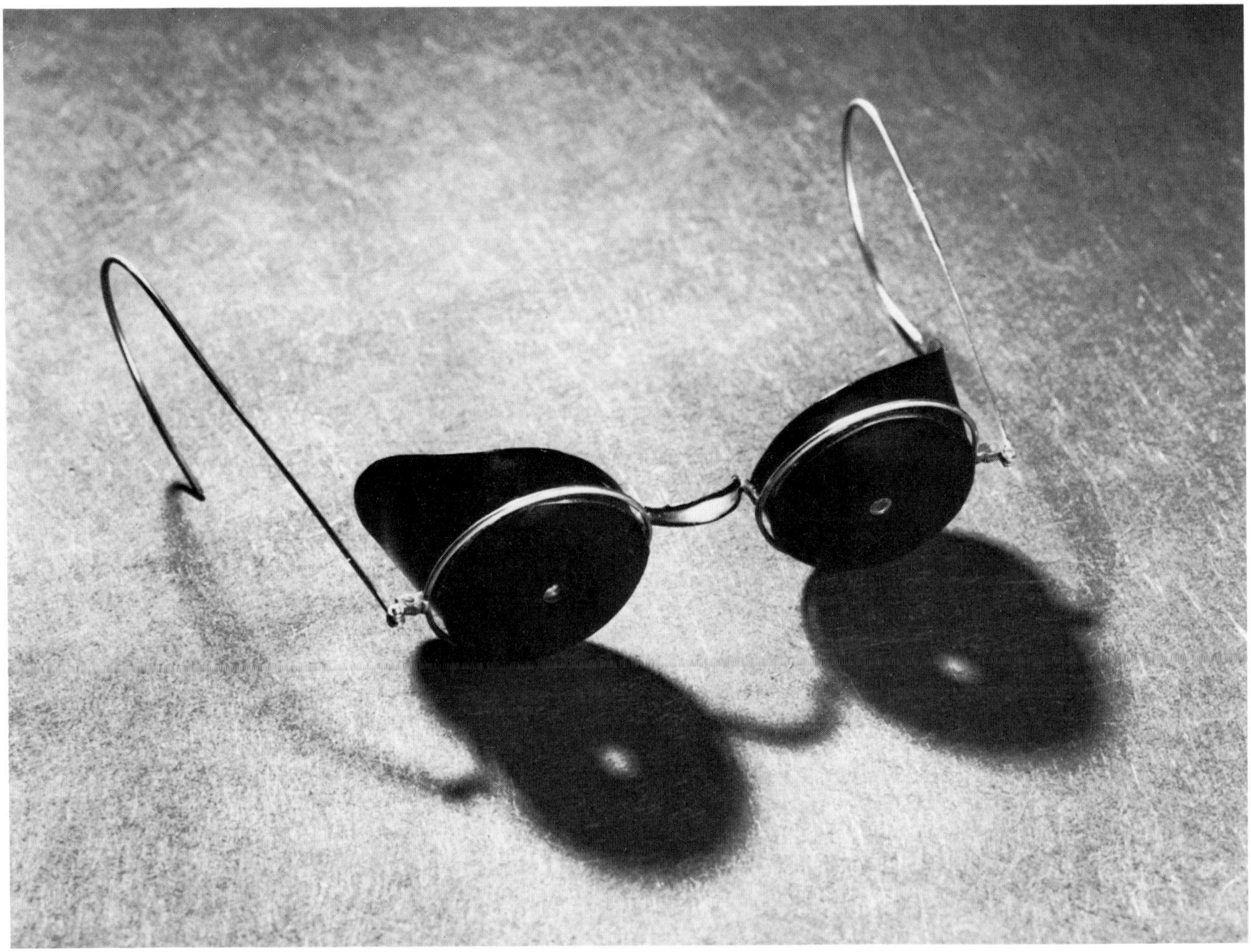

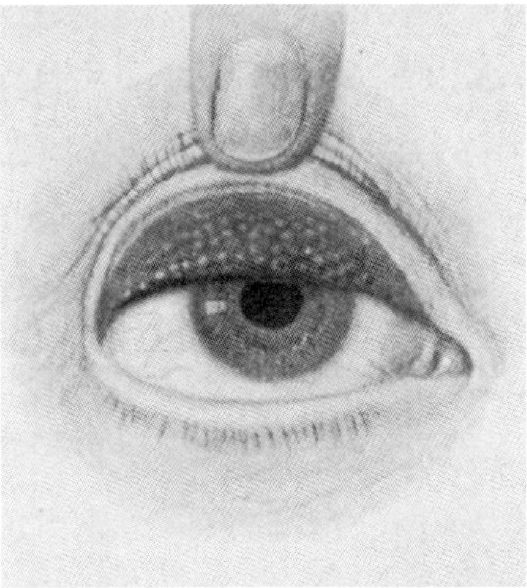

Oben: Lochbrille nach Karl David Lindner, mit Brillenfassung aus Metall und zwei Einsätzen; verwendet zur Fixierung des Auges bei Netzhautablösung.

Above: Stenopeic glasses according to Karl David Lindner.

Unten: Vorlagen zu Darstellungen des Trachoms in Lindners Lehrbuch der Augenheilkunde.

Below: Copies of trachoma pictures for Lindner's textbook of ophthalmology.

Rechte Seite: Karl David Lindner mit einem Versuchstier, dem Äffchen „Maxi", im Laboratorium. Wien 1912.

Opposite page: Karl David Lindner with his experimental monkey "Maxi" in his laboratory. Vienna, 1912.

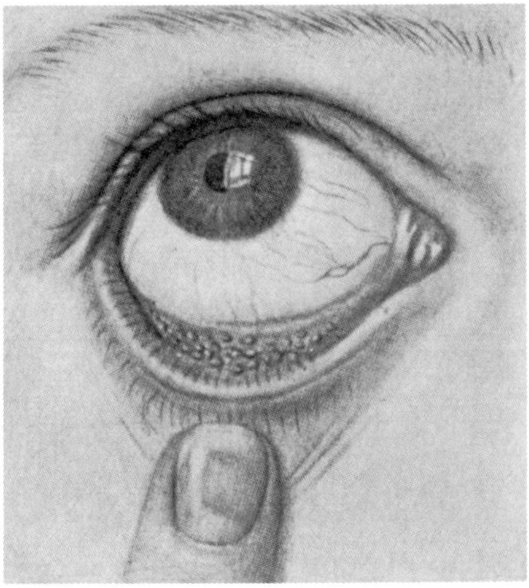

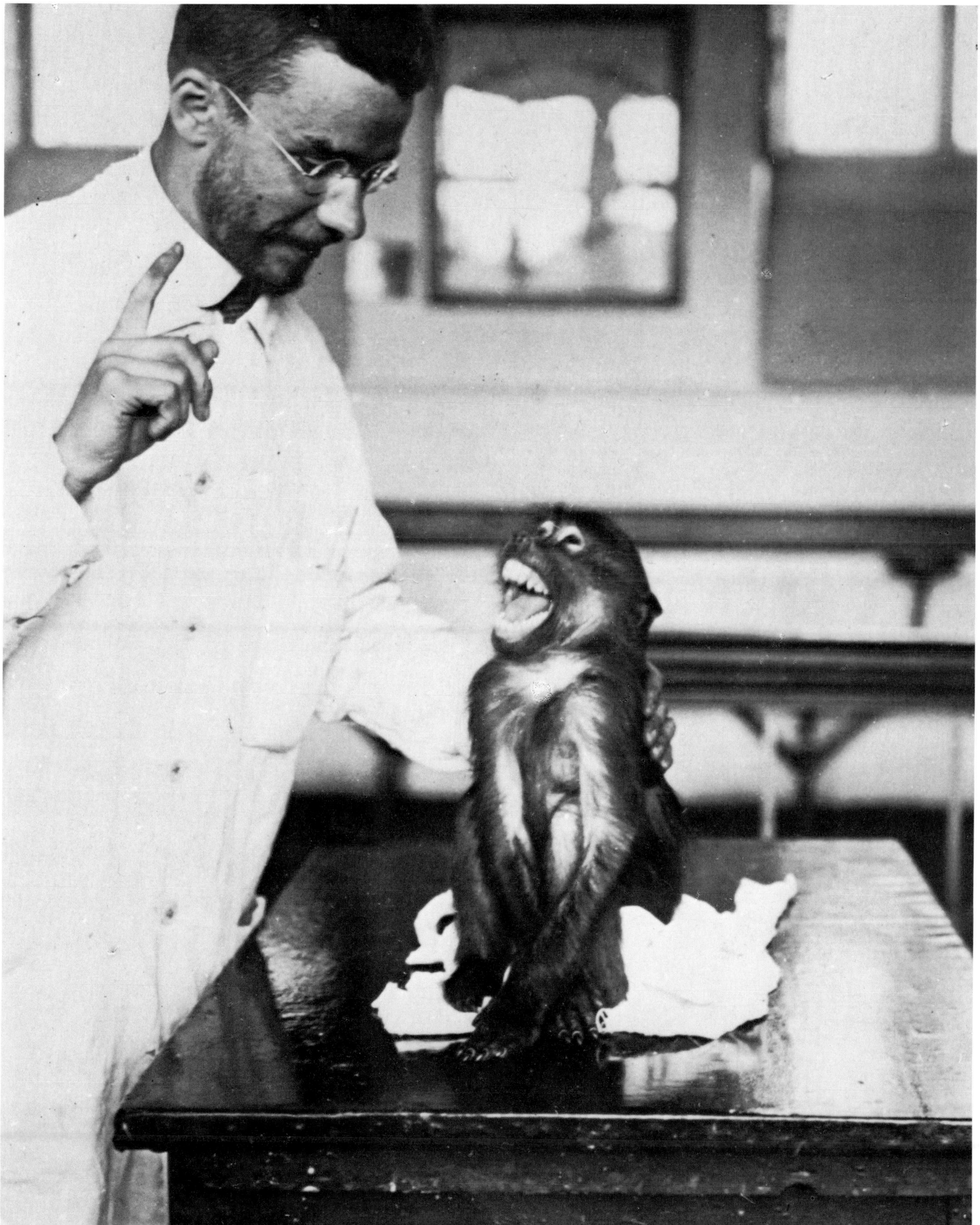

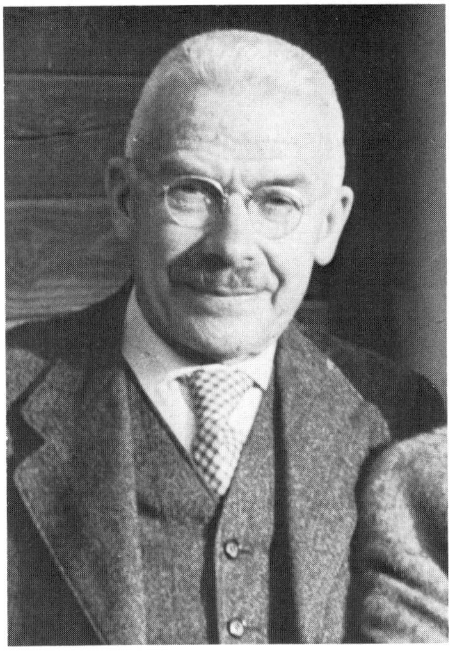

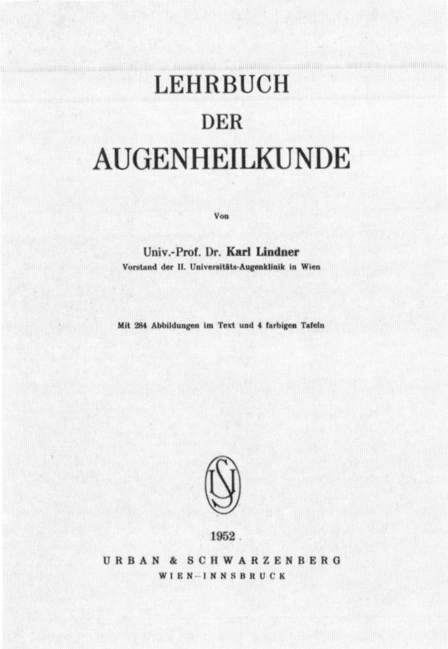

LEHRBUCH
DER
AUGENHEILKUNDE

Von

Univ.-Prof. Dr. **Karl Lindner**
Vorstand der II. Universitäts-Augenklinik in Wien

Mit 284 Abbildungen im Text und 4 farbigen Tafeln

1952
URBAN & SCHWARZENBERG
WIEN–INNSBRUCK

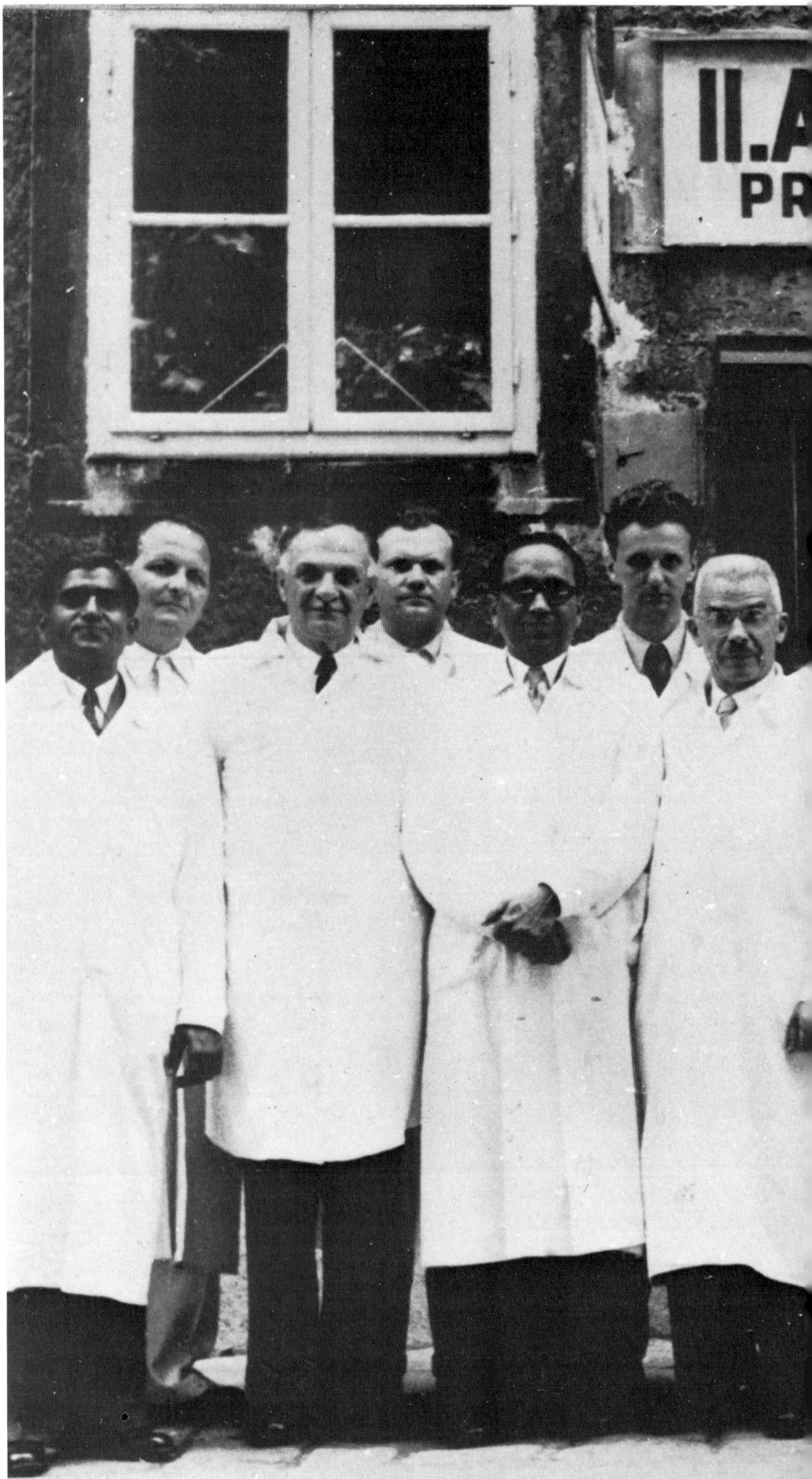

Links oben: Karl David Lindner in späteren Jahren.

Above left: Karl David Lindner in his later years.

Links unten: Lindners Lehrbuch, Wien 1952.

Below left: Lindner's textbook, Vienna, 1952.

Karl David Lindner (siebenter von links) mit Gästen und Mitarbeitern vor der II. Universitäts-Augenklinik. Wien 1953.

Karl David Lindner (seventh from left) with guests and co-workers in front of the Second University Clinic of Ophthalmology. Vienna, 1953.

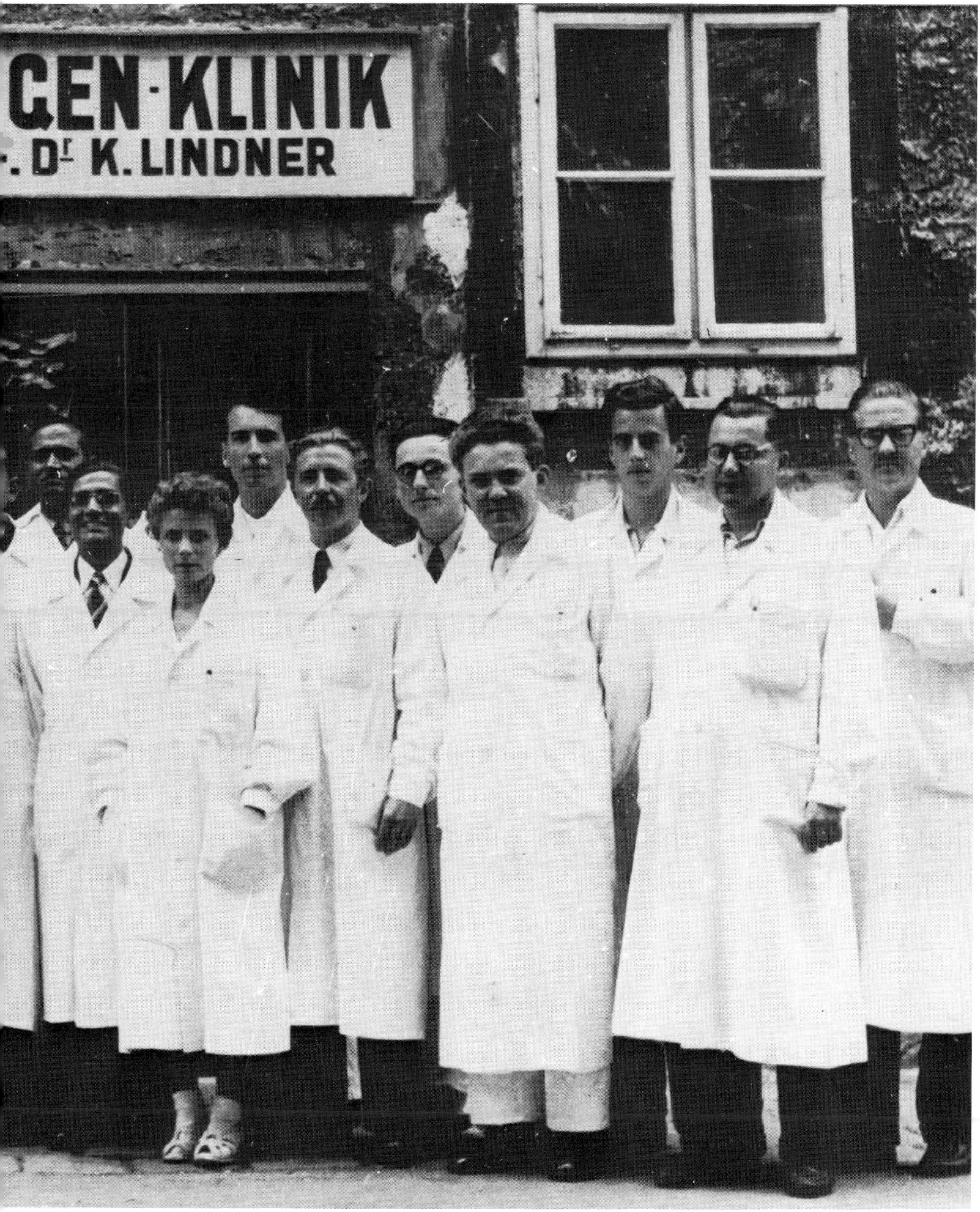
GEN-KLINIK
-. Dr K. LINDNER

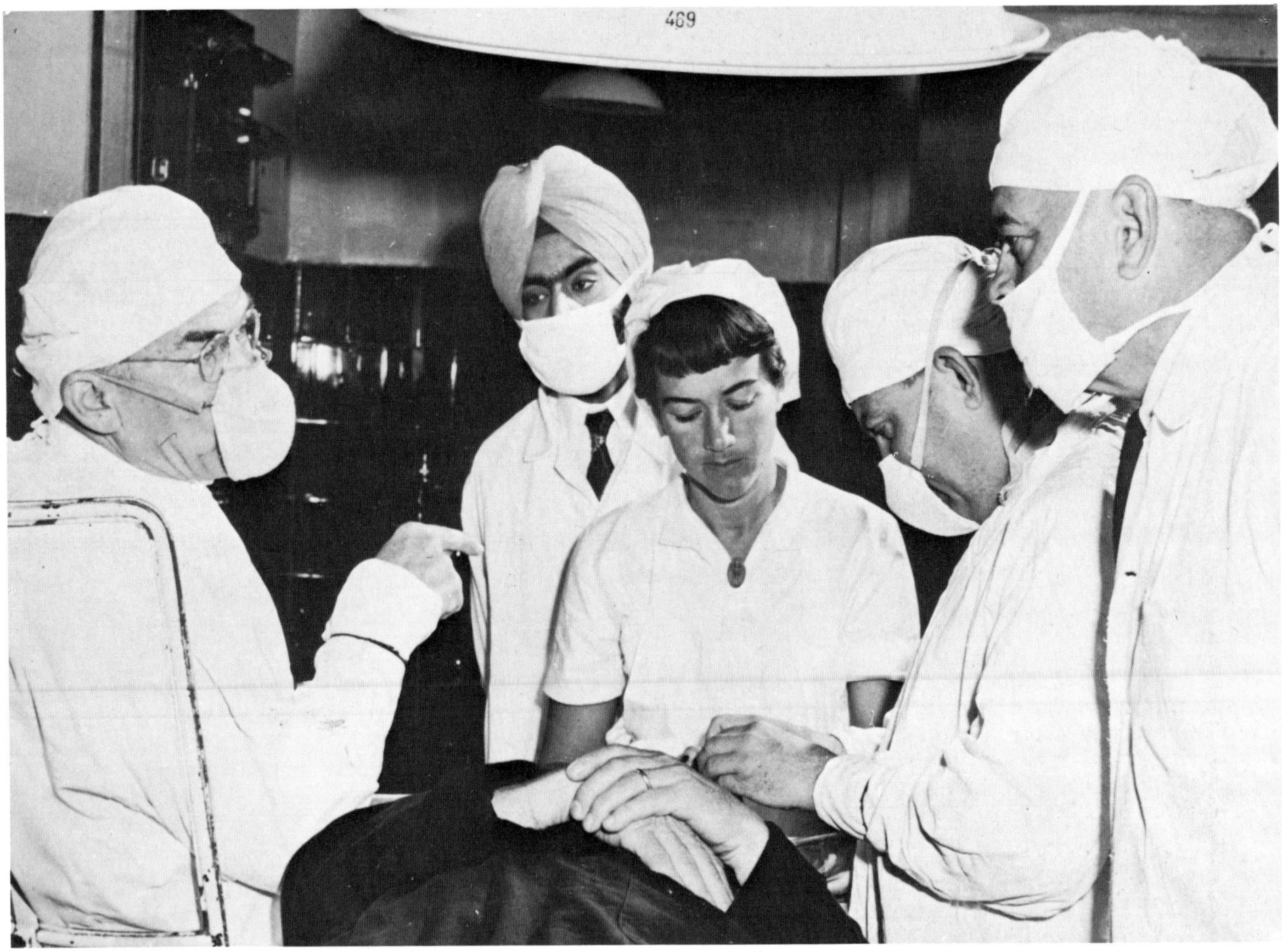

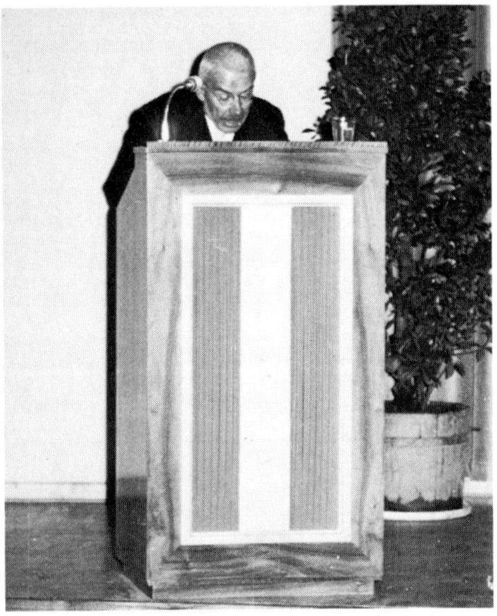

Oben: Lindner bei der Erklärung einer eben durchgeführten Staroperation vor einem indischen und einem amerikanischen Gast.

Above: Lindner during the demonstration of a cataract operation together with guests from India and the United States of America.

Links: K. D. Lindner hinter dem Rednerpult, eine halbe Stunde vor seinem Tode. Salzburg 1961.

Left: Karl David Lindner giving a speech to the Salzburg Congress of Ophthalmologists half an hour before his death. Salzburg, 1961.

Rechts: Maschinengeschriebene Krankengeschichte des eigenen Glaukoms von Lindner mit handschriftlichen Verbesserungen.

Right: Typoscript of Lindner's case history of his glaucoma with Lindner's handwritten corrections.

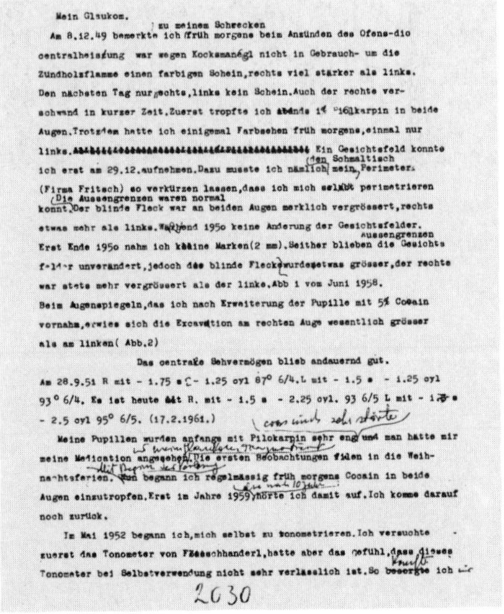

Mein Glaukom.

zu meinem Schrecken

Am 8.12.49 bemerkte ich früh morgens beim Anzünden des Ofens-die centralheizung war wegen Kocksmangel nicht in Gebrauch- um die Zündholzflamme einen farbigen Schein, rechts viel stärker als links. Den nächsten Tag nur rechts, links kein Schein. Auch der rechte verschwand in kurzer Zeit. Zuerst tropfte ich abends 1% Pilokarpin in beide Augen. Trotzdem hatte ich einigemal Farbsehen früh morgens, einmal nur links. [illegible] Ein Gesichtsfeld konnte ich erst am 29.12. aufnehmen. Dazu musste ich nämlich den Schmaltisch mein Perimeter (Firma Fritsch) so verkürzen lassen, dass ich mich selbst perimetrieren konnt. Die Aussengrenzen waren normal. Der blinde Fleck war an beiden Augen merklich vergrössert, rechts etwas mehr als links. Während 1950 keine Änderung der Gesichtsfelder. Erst Ende 1950 nahm ich kleine Marken (2 mm). Seither blieben die Aussengrenzen Gesichtsfelder unverändert, jedoch der blinde Fleck wurde etwas grösser, der rechte war stets mehr vergrössert als der linke. Abb 1 vom Juni 1958.

Beim Augenspiegeln, das ich nach Erweiterung der Pupille mit 5% Cocain vornahm, erwies sich die Excavation am rechten Auge wesentlich grösser als am linken (Abb. 2)

Das centrale Sehvermögen blieb andauernd gut.

Am 28.9.51 R mit - 1.75 s ⊂ - 1.25 cyl 87° 6/4. L mit - 1.5 s - 1.25 cyl 93° 6/4. Es ist heute mit R. mit - 1.5 s - 2.25 cyl. 93 6/5 L mit - 1.75 s - 2.5 cyl 95° 6/5. (17.2.1961.)

Meine Pupillen wurden anfangs mit Pilokarpin sehr eng und man hatte mir meine Medication angesehen. Die ersten Beobachtungen fielen in die Weihnachtsferien. Nun begann ich regelmässig früh morgens Cocain in beide Augen einzutropfen. Erst im Jahre 1959 hörte ich damit auf. Ich komme darauf noch zurück.

Im Mai 1952 begann ich, mich selbst zu tonometrieren. Ich versuchte zuerst das Tonometer von Fleischhanderl, hatte aber das Gefühl, dass dieses Tonometer bei Selbstverwendung nicht sehr verlässlich ist. So besorgte ich

2030

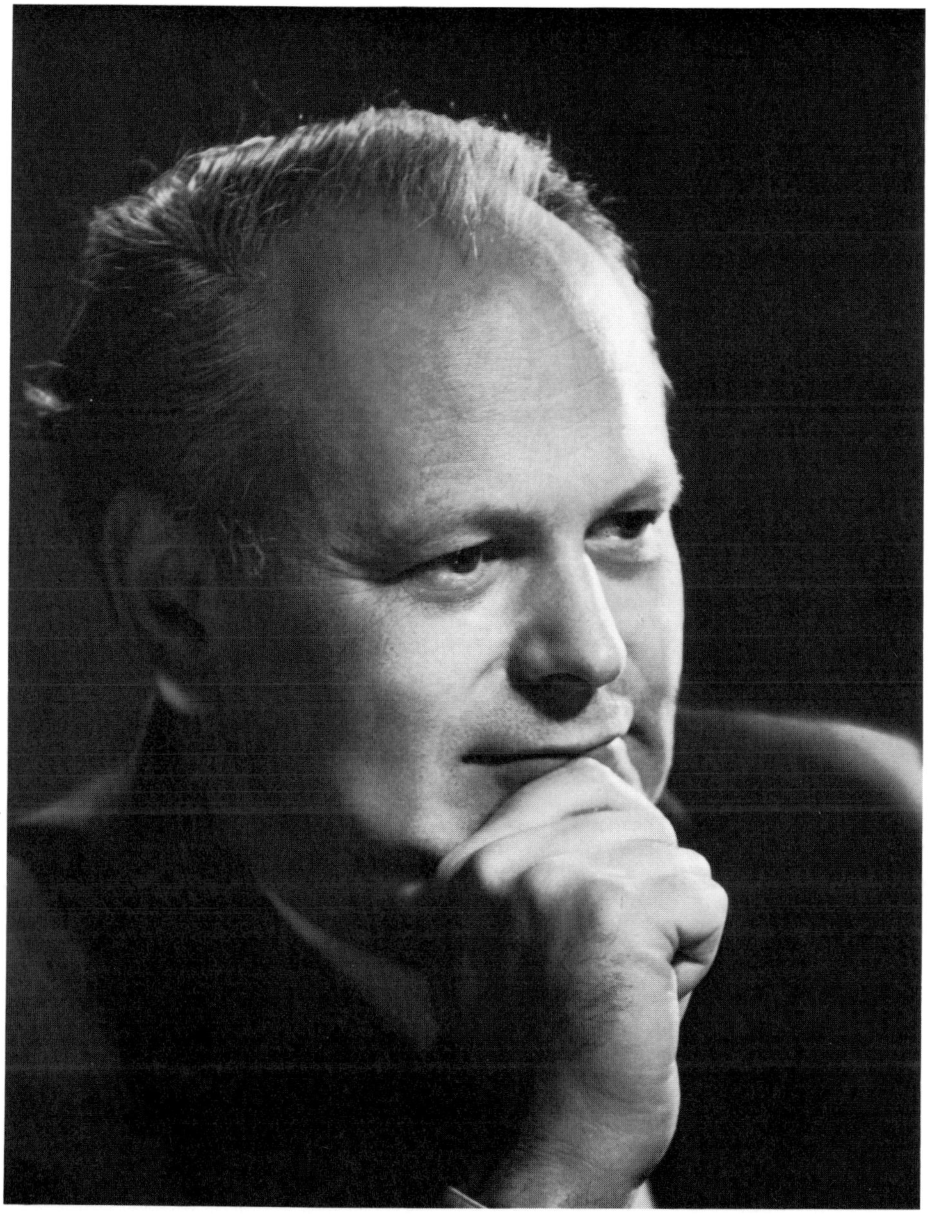

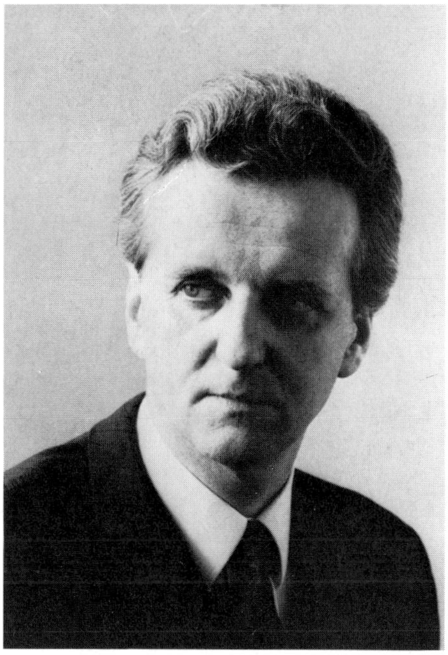

Hans Slezak (geb. 1927). Derzeitiger Vorstand der II. Universitäts-Augenklinik in Wien.

Hans Slezak (born in 1927). Present Chairman of the Second University Clinic of Ophthalmology in Vienna.

Josef Böck (geb. 1901), 1947–1955 Vorstand der Universitäts-Augenklinik in Graz, 1955–1972 Vorstand der II. Universitäts-Augenklinik in Wien.

Josef Böck (born in 1901). Chairman of the University Clinic of Ophthalmology in Graz from 1947 to 1955; Chairman of the Second University Clinic of Ophthalmology in Vienna from 1955 to 1972.